発達障害を考える 心をつなぐ

最新図解

理解を深め、支援する

ADHDの子どもたちをサポートする本

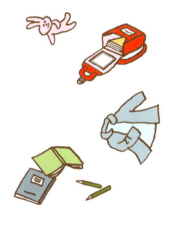

お茶の水女子大学 名誉教授
榊原洋一 著

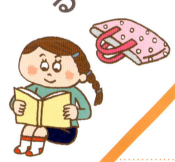

ナツメ社

これだけは知っておきたい ADHD（注意欠陥多動性障害）

ADHDは、不注意、多動性、衝動性などの行動特性をもつ障害です。
はじめに、ADHDを正しく理解するためのポイントを確認しましょう。

ADHDってなに？

自分の行動をコントロールすることが苦手な特性のある、発達障害のひとつです。

ADHD

「注意力」をコントロールできない

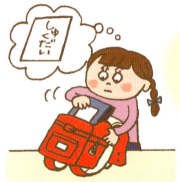

「宿題忘れないようにしなくちゃ」

↓

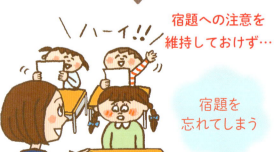

宿題への注意を維持しておけず…

宿題を忘れてしまう

「衝動」をコントロールできない

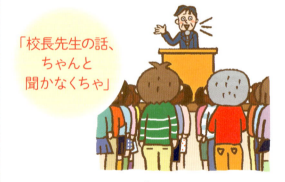

「校長先生の話、ちゃんと聞かなくちゃ」

↓

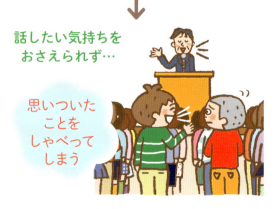

話したい気持ちをおさえられず…

思いついたことをしゃべってしまう

発達障害とは？

発達の過程で気づかれる行動や認知の障害の総称で、ADHDのほかにもいろいろな種類があります。

発達障害の種類

- 知的障害（知的発達症）
- コミュニケーション障害（コミュニケーション症）
- 自閉症スペクトラム障害（自閉スペクトラム症）
- ADHD【注意欠陥多動性障害】（注意欠如多動症）
- 学習障害【LD】（限局性学習症）
- 発達性協調運動障害（運動症）

（　）内は日本精神神経学会が提唱している診断名

診断名について

2012年にアメリカ精神医学会が編纂（へんさん）した診断基準が改訂されたのにともない、日本精神神経学会によって、各障害の診断名の日本語訳を「注意欠陥多動性障害→注意欠如（けつじょ）多動症」のように変更することが提唱されました。しかし、従来の診断名は現在も他学会（小児神経学会など）や医療現場で広く使われているうえ、診断名を安易にかえることは、患者さんを混乱させるおそれがあること、また、「学習」のように症状を表していないことばに、症状の呼称に使う「症」をつけて「学習症」などと呼ぶことには違和感があることから、本書では従来の診断名を使用しています。

自閉症スペクトラム障害

人とコミュニケーションをとることが難しく、特定のものや手順への強いこだわりから、変化を受け入れにくい特性のある障害です。

急な変化を受け入れられない

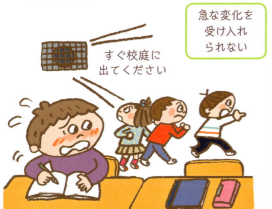

学習障害（LD）

知的な遅れがないのに、「読む」「書く」「計算する」などの学習能力のうち、特定の能力の習得に著（いちじる）しい困難を示す障害です。

スムーズに文章が読めない

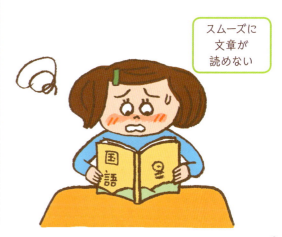

ADHDの特性

ADHDには、不注意、多動性、衝動性の3つの特性があります。

特性1 ｜ 不注意

忘れやすく、整理整頓も苦手なため、忘れ物やなくし物が多いのが特徴です。友だちとのあそびの約束をうっかり忘れてしまい、信用されなくなってしまうこともあります。

注意散漫さ、忘れやすさ、集中力の弱さなどがある

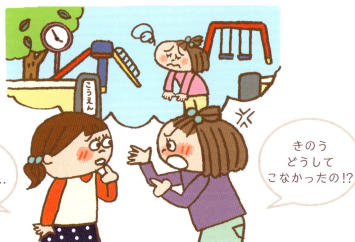

特性2 ｜ 多動性

授業中もひっきりなしに体の一部を動かし続けてしまいます。また、自分の話したいことを思いつくままにしゃべり続けてしまい、周りから敬遠されてしまうこともあります。

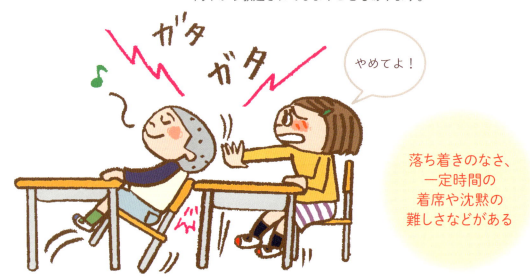

落ち着きのなさ、一定時間の着席や沈黙の難しさなどがある

特性3 衝動性

使いたい物を見つけると、人の物でも手に取ってしまうことがあります。また、あそびの場面などで、とっさに順番待ちの列に割り込んでしまい、わざとと誤解されてしまうこともあります。

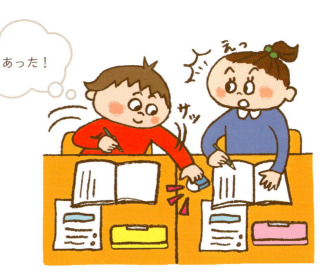

行動に移したり、発言したりする前に、一度踏みとどまることの難しさなどがある

ＡＤＨＤのタイプ
特性によって３つのタイプに分かれます

不注意優勢型	不注意の特性が目立ち、多動性や衝動性の特性はあまり強く現れないタイプ
多動性・衝動性優勢型	多動性と衝動性の特性が目立ち、不注意の特性はあまり強く現れないタイプ
混合発現型	それぞれの特性が同じ程度に現れるタイプ

併存症・合併症
ほかの障害を併せもつことがあります

併存症
ＡＤＨＤの発症原因と関連があって一緒に現れる障害
- 自閉症スペクトラム障害
- 学習障害（LD）
- てんかん
- チック障害
- 強迫性障害
- 発達性協調運動障害　など

合併症
ＡＤＨＤの特性により二次的に発症する障害
- 反抗挑戦性障害
- 行為障害（素行障害）
- 不安障害
- うつ病　など

成長期別の特徴と接し方のコツ

子どもの成長期によって、気になる特徴や生じやすい問題は異なります。成長期別に目立つ特徴と、周囲の大人に必要な配慮や接し方を確認しましょう。

乳幼児期（0～5歳ごろ）

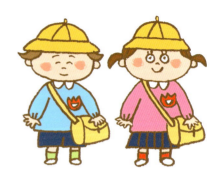

例
- コリック（原因不明の泣き）や夜泣きが多い
- かんが強い
- 落ち着きのなさが目立ち、けがや事故が増える
- 親や先生の言うことを聞けない
- 友だちとのけんかが増える
- 迷子になりやすい　など

児童期（6～12歳ごろ）

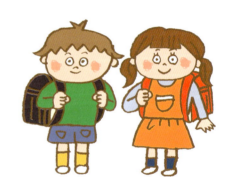

例
- 授業中、静かに着席していられない
- 成績が伸び悩む
- 整理整頓ができず、忘れ物やなくし物が多い
- 先生の指示などが伝わりにくい
- 宿題などに取りかかれず、やり遂げられない
- からかいやいじめの対象になりやすい　など

思春期・青年期（13～25歳ごろ）

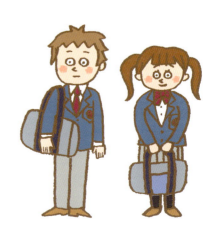

例
- 授業が難しくなり、学習理解が進まない
- 宿題や課題が計画的にこなせない
- 周りの人と自分を比べて自己否定に陥りやすい
- 友だちができずに悩む
- いじめられていると勘違いしたり、逆に気づかなかったりする
- 社会のルールに合わせられない　など

乳幼児期

乳幼児期のようす

2〜3歳ごろになると、とくに男児では、ＡＤＨＤの特性のうち多動性や衝動性が目立つようになります。成長とともに行動範囲が広がると、常に動き回るようになって目が離せなくなります。また、不注意と衝動性が重なった場合は、事故やけがも多くなります。

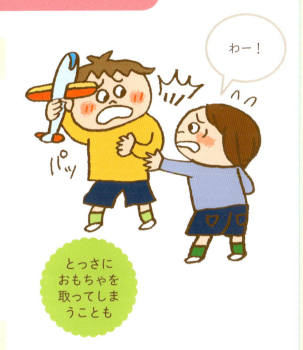

わー！

とっさにおもちゃを取ってしまうことも

接し方のコツ

園では…

- けがや友だちとの衝突に気をつける
- 伝わりにくいときは個別に指導する
- 声かけの機会を増やし、困っていたらすぐ支援する
- 低い声で静かに注意する
- 上手にできたときはおおいにほめる
- ＡＤＨＤのサインに早く気づき、家庭との連携、情報共有に努める

家庭では…

- コンセントの穴をふさぐ、刃物や火の元にさわれないようにするなど室内の危険な箇所の安全対策をする
- 外出時はつないだ手を離さない
- 小さなことでもおおいにほめる
- かんしゃくを起こしたときは無視する
- ＡＤＨＤのサインに早く気づき、園との連携、情報共有に努める

児童期

児童期のようす

小学校に入ると、落ち着きのなさや集中力の欠如から授業についていけなくなったり、集団生活のなかで規律が守れず"問題児"扱いされたりすることがあります。本人の意思ではなく、努力してもできないということを理解し、支援する必要があります。

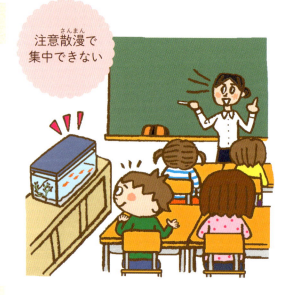

注意散漫で集中できない

接し方のコツ

学校では…

- 指示が伝わりにくいときは個別に指導する
- 多動（離室など）はある程度許容する
- 授業を理解しているか、たびたび確認する
- 忘れ物防止のため学校に持ち物を置くことを許容する
- 連絡帳を書いているか、下校前に確認する
- 長所を見つけてほめる
- 家庭との連携、情報共有に努める

家庭では…

- 持ち物などは一緒に確認する
- 宿題をするときは環境を整える
- 宿題ができないときは横について手伝う
- 部屋の片づけなどは一緒に手伝う
- 極力叱らず小さなことでもほめる
- 得意なこと、好きなことが見つけられるよう支援する
- 学校との連携、情報共有に努める

思春期・青年期

思春期・青年期のようす

周囲の大人から理解されず、適切な支援を受けてこられなかったケースでは、自尊感情（28ページ参照）の低下から反抗心が強くなる可能性もあります。ほかの子どもと比べ、心の発達も遅れる傾向があるため、支援の手を一気に減らすことがないように配慮する必要があります。

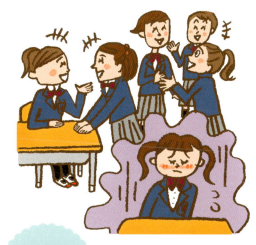

思春期以降は人間関係も複雑に

接し方のコツ

学校では…

- 不得意な教科では、課題のレベルや目標値を下げる
- 可能な範囲で補習などの個別支援を行う
- グループ分けで孤立しやすいときは、機械的な分け方をするなど配慮する
- 一人でも過ごせる場所や活動（読書など）を一緒に見つける
- 自己評価が低い子は、長所を見つけてほめるようにする

家庭では…

- 試験勉強や提出課題の状況を確認する
- 生活時間が乱れないよう留意し、部活や塾、習い事なども無理がないようにする
- 不得意な教科を無理に克服させない
- 本人の学力レベルに合った塾を選ぶ
- 得意なことの能力を伸ばせるように支援する
- 本人の意思を尊重した進路選択を行う

サポートで大切なこと

ADHDの子どもをサポートするときは、次のポイントに留意しましょう。

❶ 叱らずにほめる

ほめることで自信がもてるようになります。
叱責(しっせき)は、子どもの自尊感情を損ないます。

❷ 困っているときには手を貸す

自力で乗り越えさせようとするのではなく、積極的に支援することが大切です。

❸ 簡潔なことばで伝える

わかりやすく、肯定的なことばで短く話すほうが伝わりやすくなります。

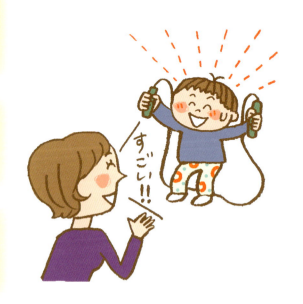

❹ 視覚的に伝える

音声だけではなく、絵や文字を一緒に見せたほうが理解しやすくなります。

❺ 目標値を下げて達成させる

目標値を下げて達成感を味わわせることで、自尊感情が養われやすくなります。

❻ "得意"を伸ばす

不得意な分野ではなく得意な分野で活躍する機会を増やすことが自信につながります。

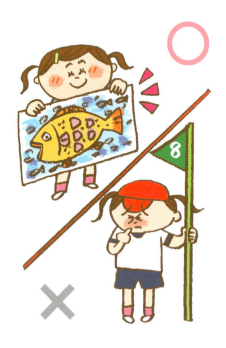

はじめに

ADHDの臨床は大きく展開している

　この本は2008年に初版が発刊されて以来、多くの方にお読みいただいている『図解よくわかるADHD』に大幅な改訂を加えたものです。これまでADHDは、男児に圧倒的に多くみられる「子どもの障害」であると考えられていました。そして、治療については「環境変容法」や「行動療法」、「ペアレントトレーニング」、そしてメチルフェニデート（コンサータ）による「薬物療法」が主流でした。しかし近年、臨床現場で把握されてきたこのADHDの姿と治療法について、大きな変革が起こりつつあります。

　まず、ADHDは子どもだけでなく、大人にもかなりの頻度でみられることがわかってきました。かつて大人のADHDは、子ども時代のADHDが持ち越された状態というのが定説でしたが、最近の調査によって子ども時代にはADHDの症状がみられなかった人が、大人になってから発症するという場合のほうが多いことが明らかになってきたのです。

　また、ADHDは男児に圧倒的に多くみられるという確固たる「常識」も揺らぎつつあります。ADHDの男女比は、これまで2：1〜9：1の間と考えられていましたが、現在その比率は、子どもで2：1、大人になると1.6：1とほぼ差はないことがわかり、かつての大きな男女比は、多動性や衝動性に重点をおいた診断基準によって生み出された産物であると考えられるようになっています。

　薬物療法についても、その中核にメチルフェニデートがあることにかわりはありませんが、アトモキセチン（ストラテラ）に続きグアンファシン（インチュニブ）という新薬が登場しました。これらの薬剤はやや異なった作用機序をもつために、複数の薬剤を組み合わせて使用することが可能になり、症状に合わせて2剤を併用することも行われるようになっています。現在、4つめの薬剤も臨床治験を終え市販が予定されています。

　今回、本書にて大幅な改訂を行った背景には、こうしたADHDについての臨床の大きな展開があります。全面的に書きかえた本書の隅々に、こうした新しい知見が反映されています。さらに、全国の園や学校で蓄積されてきた有効で具体的なサポート例も多数紹介しており、園や学校、家庭ですぐに役に立つ本に仕上がったと自負しています。本書が、『図解よくわかるADHD』と同様に、多くの方のお役に立てることを祈念しております。

榊原　洋一

もくじ

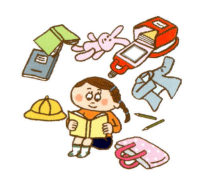

巻頭 これだけは知っておきたい
ADHD（注意欠陥多動性障害） ………… 2

1章　ADHDを理解する

理解 **自分をコントロールしにくい障害** ………………………………… 18
　注意力や抑制力の弱さがある／本人の意思とは関係ない

理解 **ADHDの3つの特性** ………………………………………………… 20
　ＡＤＨＤの特性〈●不注意　●多動性　●衝動性〉

理解 **ADHDが疑われるサイン** ………………………………………… 24
　多動性は2歳ごろから目立つようになる／年齢によって異なるサイン

理解 **本人の困り感と周囲のとらえ方** ………………………………… 26
　親や先生を困らせるという見方／だれよりも、本人が困っている

理解 **接し方・対応のしかたとポイント** ……………………………… 28
　プラスイメージをもってみる／「自尊感情」を傷つけない配慮を／
　日常の接し方で配慮すること〈●過度な注意や訓練をしない
　●障害の特性を受け入れる　●目標を低く設定する　●長所を伸ばす育て方を〉

Column ADHDの不必要な検査 ………………………………………… 32

2章　ADHDの基礎知識

基礎知識 **発達障害の基礎知識** …………………………………………… 34
　発達障害とは／代表的な発達障害〈●自閉症スペクトラム障害　●学習障害（LD）〉

基礎知識 **発達障害の特徴** ………………………………………………… 36
　"目に見えにくい"障害／「実行機能」がうまく働かない／発達障害の特徴

| 基礎知識 | ADHDの子どもは増えている? | 38 |

100年以上前から認知されていた ／ 教育環境の変化も一因

| 基礎知識 | ADHDの発症の原因 | 40 |

前頭前野と尾状核の異常 ／ ドーパミンの働きが弱い ／
ドーパミンの働きに異常がある場合が多い

| 基礎知識 | ADHDには「家族性」がある | 42 |

ADHDにかかわる遺伝子 ／ ADHDの親の支援も重要

| 基礎知識 | ADHDの併存症 | 44 |

併存症のリスクが高い〈●自閉症スペクトラム障害　●学習障害（LD）〉／
自閉症スペクトラム障害との類似性 ／〈●てんかん　●チック障害　●強迫性障害
●発達性協調運動障害〉

| 基礎知識 | ADHDの合併症 | 48 |

合併症へと至る「マーチ」〈●反抗挑戦性障害　●行為障害（素行障害）　●不安障害
●うつ病〉

| 基礎知識 | ADHDの予後 | 50 |

多動性よりも不注意が目立つように ／ 子どものQOLを高めるために

| 基礎知識 | 「ADHDかもしれない」と思ったら | 52 |

ADHDに気づく3つのパターン ／ 親が気づいたとき ／ 先生が気づいたとき

| Column | 「ギフティド」と「ADHD」 | 54 |

3章　医療機関へのかかり方と治療法

| 治療 | ADHDの診断 | 56 |

小児神経科か児童精神科を受診する ／ 発達記録や通知票を持参する ／
全般的な発達度をみる検査 ／ 診断基準に照らして判断する ／ 診断をつける目的とは

| 治療 | 治療の4本柱 | 60 |

4つの方法で対応する ／ 薬物療法を用いるメリット

| 治療 | 治療法①環境変容法 | 62 |

集中しやすい空間づくり ／ なくし物を防止する ／ 事故防止のための対策 ／
体調管理も大切

| 治療 | 治療法②行動療法 | 66 |

「行動療法」の基本的な考え方 ／ "ごほうび"と"罰"について

| 治療 | 治療法③ペアレントトレーニング ……………………………… 70
「ペアレントトレーニング」とは／親子関係の改善にも有効／親のストレスも軽減される

| 治療 | 治療法④薬物療法　治療薬の種類と効果 ………………………… 72
代表的な治療薬〈●コンサータ　●ストラテラ　●インチュニブ〉／
付随的に使われる薬

| 治療 | 治療法④薬物療法　服薬の方法と注意点 ………………………… 76
少量からはじめて適量を定める／副作用への対応

| 治療 | 親や先生に求められる姿勢 …………………………………………… 78
特性を理解し得意なことを伸ばす支援を〈●視覚情報を有効に使う
●簡潔なことばで伝える　●叱らずにほめる〉

Column　大人のADHD ……………………………………………………… 80

4章　園・学校や家庭でできるサポート

1　人の話を聞く …………… 82
2　指示に従う ……………… 84
3　着席する ………………… 86
4　おしゃべりをしない …… 88
5　すぐに取りかかる ……… 90
6　授業や宿題に集中する … 92
7　最後までやり遂げる …… 94
8　ていねいに取り組む …… 96
9　切りかえる ……………… 98
10　待つ ……………………100
11　ルールに従う …………102
12　整理整頓をする ………104
13　忘れ物への対応 ………106
14　生活リズムを整える …108
15　身だしなみを整える …110
16　板書を写す ……………112
17　手先の不器用さへの対応 …114
18　はみ出さずに書く ……116
19　運動の不得意さへの対応 …118
20　グループ内で役割を果たす …120
21　スムーズに会話する …122
22　けんかをしない ………124
23　乱暴なことばを使わない …126
24　からかわれたときの対応 …128

25	かんしゃくへの対応	130
26	怒りや衝動を抑える	132
27	不利な状況を受け入れる	134
28	お手伝いをする	136
29	きょうだいへの配慮	138
30	"居場所"を増やす	140
31	不登校の心配があるとき	142

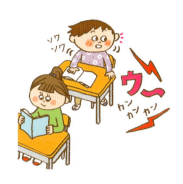

Column　ADHDの男女比　144

5章　将来へ向けたサポートと準備

就学・進学　園や学校の選び方　146
必ず見学に行く／子どもの意見を尊重する／園の先生に相談する／"通いやすさ"も重視する

就学・進学　通常学級か特別支援学級か　148
ＡＤＨＤの子どもの就学先〈●小学校の通常学級　●特別支援学級　●特別支援学校〉／あとで転籍することも可能

就学・進学　思春期以降の課題と支援　150
ＡＤＨＤの子どもの思春期〈●学校生活での課題　●学習面の課題　●人間関係における課題〉

就学・進学　子ども主体の進路選択を　152
適性を見極めることが大切／大学進学に向けて／うまくいきやすい職業と苦手な職業

自立　大人になってからの課題　154
大人になってからぶつかる壁／大人に生じやすい問題〈●職場で起こりうる問題　●家庭で起こりうる問題〉／合併症から気づかれることも

自立　大人になってからの支援の受け方　156
大人になっても支援は必要／ＡＤＨＤに適した支援者とは／理解のある上司を味方に

自立　自分らしく生きるために　158
自分に自信をもつ／過集中を抑制する工夫を／完璧を求めすぎない

本書の使い方

この本では、ADHDのとらえ方（1章）、ADHDを含む発達障害の基礎知識や発症原因（2章）、ADHDの治療法（3章）、サポートの方法（4章）、将来へ向けた準備（5章）について解説しています。4章では、子どもへの具体的なサポートの方法・ポイントなどを紹介しています。まずは、ほかの章でADHDについての理解を深めていただいたうえで、子どもに合いそうなサポートの方法を試してみてください。

チェックボックス
子どもに試したサポートの方法の確認などに使用してください

よくみられるつまずき
ADHDの子どもによくみられるつまずきを紹介しています

場面別の対応のポイント
園・学校、家庭で子どもをサポートする際の、かかわり方のポイントを紹介しています

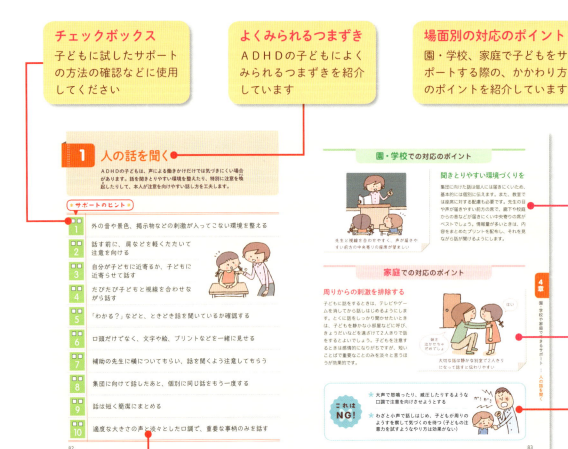

サポートのヒント
つまずきに対するさまざまなサポートのヒントを紹介しています。一度すべてに目を通すことで、子どもに一番合ったかかわり方を探るとともに、いままで想像していなかった新しい視点を得ることにも役立ちます

NG対応例
サポートするうえで、好ましくない対応のしかたを説明しています

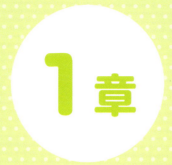

ADHDを理解する

ADHDのある子どもは、注意力の弱さや落ち着きのなさといった行動の特性から、本人の意思とは関係なく、さまざまな場面で不適応を起こしてしまうことがあります。

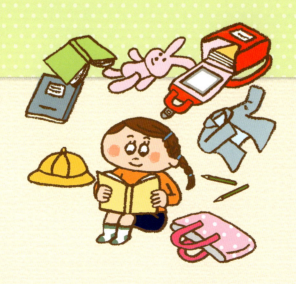

理解 自分をコントロールしにくい障害

注意力や抑制力の弱さがある

ＡＤＨＤとは、Attention-Deficit（注意欠陥）/Hyperactivity（多動性）Disorder（障害）の略称です。その名前の通り、注意力の弱さや落ち着きのなさなどといった行動の特性がある障害です。

ＡＤＨＤの特性をひと言で表すと、「自己コントロールが利きにくい障害」といえます。つまり、自分の注意力や集中力、抑制力（制止する力）を、適切にコントロールすることが難しいのです。そのため、気が散って勉強に集中できずに学力が振るわない、宿題や持ち物を忘れてしまう、授業中に勝手に発言をしてしまうといった問題がみられやすく、生活のさまざまな場面で不適応を起こしてしまいます。

本人の意思とは関係ない

ＡＤＨＤは、生まれつきの脳機能のかたよりが原因となって起こる障害です。

本人にはほかの子どもと同じようにふるまおうという意思があっても、自分の注意力や抑制力をコントロールできなくなってしまうのです。

しかし、ＡＤＨＤについて周りの人が正しく理解しているとは限りません。ふだんから、授業中に立ち歩いたり、宿題をたびたび忘れてきたり、すぐにカッとなったりするようすに接していると、その子どもが意図的にそのような行動をとっていると考えてしまいやすくなります。

たとえば、「先生に反抗して、わざと怒らせるようなことをしているのだろう」とか、「わざと友だちのじゃまをしようとしているのだろう」といった見方をされがちです。あるいは、「家庭で甘やかされて、わがままな子どもになってしまったのだろう」ととらえる人もいます。

しかし、これはまったくの誤解であり、ＡＤＨＤは育て方やしつけ方が原因で起こるものではありません。こうした誤解から、ＡＤＨＤのある子どもは"問題児"にされてしまいやすい傾向があるのです。

周囲の大人は、このような偏見が子どもの心を傷つけ自信を失わせ、仲間から孤立させているという現実を理解する必要があります。

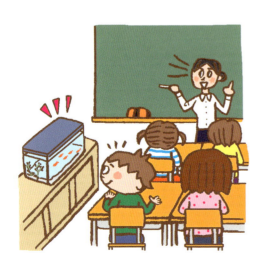

「ADHD」は日本語で「注意欠陥多動性障害（注意欠如多症）」と訳されます。注意力が弱く、落ち着きがない特性から、生活のなかでさまざまな不適応を起こしてしまいやすく、周囲から誤解を受けやすい障害です。

生活場面での不適応の例

「やってはいけないとわかっているのについやってしまう」「やらなければいけないのに行動できない」などといった特性により、その場の状況に不適切な行動をとってしまいます。

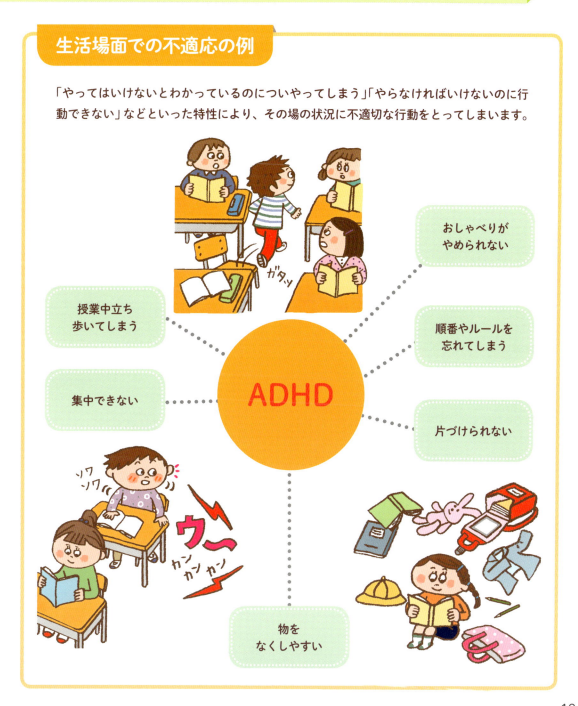

- 授業中立ち歩いてしまう
- 集中できない
- おしゃべりがやめられない
- 順番やルールを忘れてしまう
- 片づけられない
- 物をなくしやすい

1章 ADHDを理解する

理解 ＡＤＨＤの３つの特性

ＡＤＨＤの特性

ＡＤＨＤには、不注意、多動性、衝動性の３つの特性があります。

人によってどの特性が目立つかはまったく異なるため、何人かのＡＤＨＤのある子どもに接しても、同じＡＤＨＤとは思えないような場合が少なくありません。

子育てmemo

問題児扱いされやすい

ＡＤＨＤのなかでも、とくに衝動性が目立つ子どもの場合、問題児扱いされてしまうこともめずらしくありません。

先生やほかの子どもの保護者からも「和を乱す子」「乱暴な子」などといった偏見をもたれやすいといえます。

周囲の大人はけんかやトラブルの原因がなんであるのかを、気をつけてみてあげる必要があります。

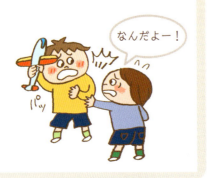

不注意

注意散漫で物事に集中しにくく、忘れやすい状態です。

周りからの刺激に気をとられて気が散る、早合点によるうっかりミスが多い、自分から周りに注意を向けることができないために事故やけがにつながるといった状況が起こりやすくなります。

集中力の維持が難しい面もあり、単調な作業や根気のいる課題などに、長時間取り組み続けることが苦手です。部屋を片づけたり、整理整頓をしたりすることが困難なケースや、作文や図工の作品など時間を費やして完成させる課題を最後までやり遂げられないケースもあります。

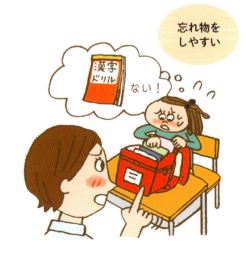

- ●注意散漫で集中できない
- ●忘れやすい　など

ADHDには、不注意、多動性、衝動性といった特有の行動特性があります。こうした特性が原因で生活上に支障をきたす場合には、本人が生きづらさを感じてしまうことになります。

多動性

じっとしていられず、無意識に体を動かしたり、静かにしていなければならない場面でしゃべってしまったりする状態で、集団や公共の場などで問題が生じます。

たとえば、授業中椅子をガタガタ鳴らしたり、おしゃべりがやめられなかったりして、先生に注意されるケースがあります。

また、電車内やレストランなどの店内、親戚が集まる法事などの場で、静かにじっとしていることができずに、走り回ったり大声でしゃべったりして、親を困らせる場面もみられます。

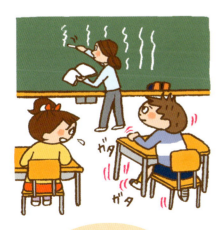

授業中じっとしていられない

- 落ち着きがない
- おしゃべりがやめられない　など

衝動性

思いついたことをすぐ行動に移してしまいます。それがやってはいけないことだとわかっていても、判断する前に即座に行動に出てしまい、行動にブレーキをかけることができない状態です。

たとえば、気にさわることを言われたり、やられたりすると、瞬間的に暴言や乱暴な行動で反応してしまうことがあります。

また、あそびやゲームなどで勝ちたい思いに突き動かされ、ルール違反をしてしまうこともあります。本人もルール違反とわかっているのですが、衝動に抗うことができず行動に出てしまうのです。

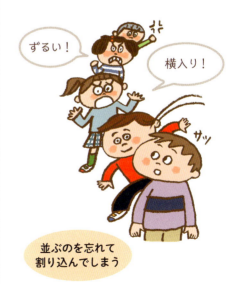

並ぶのを忘れて割り込んでしまう

- 不用意な行動が多く、行動にブレーキをかけることが難しい　など

1章　ADHDを理解する

特性別のタイプ

ADHDは、不注意、多動性、衝動性のうちのどの特性が強く現れるかによって、「不注意優勢型」「多動性・衝動性優勢型」「混合発現型」のタイプに分かれます。

タイプ1 多動性・衝動性優勢型
「多動性・衝動性」の特性が目立つタイプ

- おしゃべりがやめられない
- 落ち着きがなくじっとしていられない
- カッとなりやすい
- 順番を待てない　など

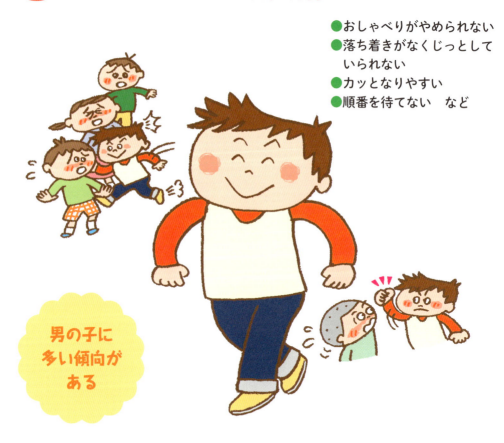

男の子に多い傾向がある

障害の特性が原因で先生に注意される機会も多く、その意味では、クラスで目立つ存在となりやすいのが特徴です。わざとではないのですが、何度注意されてもやめられないようすをみて、周囲からは「ふざけている」「反抗している」と判断されやすく、社会的に非難や抑圧を受けやすいタイプといえます。

不注意優勢型 「不注意」の特性が目立つタイプ

- 集中できない
- 話を聞いていないようにみえる
- もの忘れが多い
- 周囲の刺激に気をとられやすい
- ものをなくしやすい　など

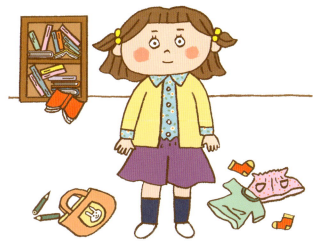

女の子に多い傾向がある

集団のなかにいても目立たない、おとなしい子どもが少なくありません。困っていても自分からそれを訴え出ることがないため、ADHDであることに気づかれにくく、生活上のさまざまな問題が改善されずに放置されてしまう可能性があります。本人がサポートの必要性に気づいていないケースもあり、周囲がつまずきに気づいてあげる必要があります。

混合発現型
「不注意」「多動性・衝動性」の両方の特性がみられるタイプ

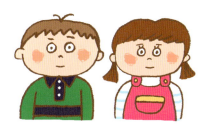

ADHDの8割がこのタイプ

「不注意」にみられる行動の特性と、「多動性・衝動性」にみられる行動の特性の両方が現れるタイプで、ADHDの人のほとんどが、このタイプといわれています。

1章　ADHDを理解する

理解 ＡＤＨＤが疑われるサイン

多動性は2歳ごろから目立つようになる

　ＡＤＨＤの可能性が疑われるサインは、年齢ごとに異なります。しかし、子どものもつＡＤＨＤの特性が変化しているわけではなく、子どものおかれた環境の変化にともなって、目立つようになったり、目立ちにくくなったりしているだけなのです。

　一般的に、子どものようすから「ＡＤＨＤではないか」と気づかれるようになる時期は、2～3歳ごろといわれています。

　海外で発表されたある論文によると、2歳の時点でほかの子どもよりも高い多動性を示した子どもたちは、7歳までの追跡調査でも多動性の特性が強くなることが明らかになっています。つまり、多動性が目立つタイプであれば、2歳ごろにＡＤＨＤを発見できるということです。ただ、2歳の子どもが落ち着かないということはふつうのことで、子育て経験の少ない親が判断するのは困難です。つまり、現実的には2歳のときに多動だからといって、ＡＤＨＤと決めつけることはできないのです。また、いくつかの研究では、ＡＤＨＤの子どもは、乳児期にコリック（原因不明の赤ちゃん特

成長期別にみられるサイン

乳児期（0～1歳）
- コリック、夜泣きが多い
- かんが強い　など

幼児期（2～5歳）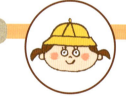
- 落ち着きがない
- 気が散りやすい
- 親や先生の言うことをきかない
- けがや事故が多い
- 友だちとのけんかが増える　など

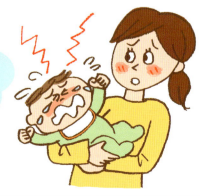

原因不明の泣きが多い

どうしたのかしら…

「多動性」は2歳ごろから目立つようになるといわれていますが、「不注意」による生活上の困難が明らかになるのは、小学校に入ってからです。年齢や環境の変化とともに、気になる行動もかわってきます。

有の泣き）や夜泣きが多いことがわかっていますが、この場合も、よく泣くからADHDであるというわけではありません。

年齢によって異なるサイン

不注意や多動性、衝動性は、その子どもの生まれつきの特性です。そのため、年齢によって、ある特性が強く現れたり、消失したりするものではありません。

ADHDが疑われるサインは、その子どもがおかれた環境下で、年齢相当にできるであろうことができなかったり、ほかの子どもと同じように行動できなかったりすることで気づかれやすくなります。

たとえば不注意は、幼児期に外あそびをするようになってから、けがや事故が増えることで気づかれます。

多動性も、小学校に通いはじめてから、授業中着席し続けることができない、おしゃべりがやめられないといった態度が表面化することで問題になります。

このように、年齢ごとに現れるADHDのサインは、子どもをとりまく社会生活と密接に関連しているのです。

1章 ADHDを理解する

児童期（6〜12歳）

難しそう…
やーめた！

課題をやり遂げられない

- 授業中おしゃべりが多い
- 授業中着席していられない
- 課題に取りかかるまでに時間がかかる
- 話を聞いていないことが多い
- 忘れ物やなくし物が多い　など

理解 本人の困り感と周囲のとらえ方

親や先生を困らせるという見方

　ＡＤＨＤの子どもにとって最大の"不幸"は、「親や先生を困らせる子」という見方をされてしまうところにあります。

　注意散漫（さんまん）で人の話を聞かない、カッとなって友だちと衝突を起こすといった問題が起こりやすいうえ、注意してもそうした行動が改善されないために、親や先生は「困った子」だと思いがちです。

　とくに、園や学校の先生は、ほかの子どもたちへの影響を心配します。クラスのなかに、ルールを守らなかったり、授業中に静かに着席していられない子どもがいることで、ほかの子どもたちも一緒に騒いでしまうのではないかという不安から、自分たちが「困った状態におかれている」と考えてしまいやすいのです。また、ＡＤＨＤの子どもの言動から、ほかの子どもとけんかになったり、けがをしてしまったりするような可能性もあります。そうしたトラブルを回避するためにも、常にその子どものようすを注視する必要があります。その意味でも「手のかかる子」という印象がぬぐえなくなるのです。

だれよりも、本人が困っている

　このように、周囲の大人は「ＡＤＨＤの子どもが周りの子どもに悪影響を及ぼす」という見方をしてしまいがちです。

　しかし、ここで理解しておく必要があるのが、起こしてしまう行動に、実はだれよりも"本人が困っている"ということが見過ごされがちだということです。ＡＤＨＤの子どもは、自分をうまくコントロールできないために、ほかの子どもと同じように行動することができないのです。わざと周囲を困らせるような行動をとっているわけではなく、自分でもどうしようもなく、そうした行動をとってしまうという点を心にとどめてもらいたいと思います。

子育てmemo

深く傷ついている場合も

　自分の行動によって、周りの子どもが困った状況におかれたとわかったり、親や先生から叱責（しっせき）や非難を受けたりすることで、本人も深く傷ついてしまう場合があります。また、同じような経験を重ねていくにつれ、劣等感をもったり、自己嫌悪に陥ったりすることにもつながります。周囲の大人はそのことを理解したうえで子どもに寄り添うことが大切です。

ADHDは、「困った障害だ」と思われてしまうことがあります。つまり、「周りが迷惑を被っている」という見方です。しかし、ADHDの特性によって一番困っているのは本人だという点を理解する必要があります。

周囲の見方と本人の心境のギャップ

ADHDの子どもは"周囲を困らせる子"という見方をされがちですが、本人にそのような意図はありません。むしろ、自分の行動によって人が困っている状況に悩み苦しんでいます。

周囲の見方は…

- カッとなりやすい子
- 大人の言うことをきかない子
- 授業の進行を妨げる子
- ルールを守らない子

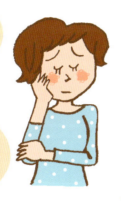
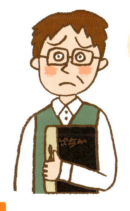

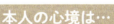

本人の心境は…

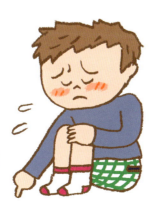

- みんなと仲よくできないのはどうしてだろう
- ぼくはダメな子なんだ
- どうして先生に怒られちゃうんだろう

実は本人が一番困っている

理解 接し方・対応のしかたとポイント

プラスイメージをもってみる

　親や先生の言うことをきいてほしい、ルールに従順でいてほしい、集団やクラスの秩序を乱したくないという視点に立つと、ＡＤＨＤの子どもは「育てにくい子」「指導しにくい子」といえるかもしれません。しかし、子どもをそうした「管理や監視の対象」としてみるのではなく、主体性をもった「一人」としてみれば、印象はかわってくるものです。

　落ち着きがなく、走り回ったり騒いだりする点は元気で快活なイメージと受けとれますし、目移りしやすい点はいろいろなことに関心が高く、好奇心が旺盛（おうせい）な証拠といえます。思いついたことをすぐに行動に移してしまう点は、「行動派」であると言いかえることもできます。直情的になってしまうこともありますが、人の顔色をうかがうより、素直で子どもらしいといえるのではないでしょうか。

　海外では、好奇心旺盛で行動力のあるＡＤＨＤの人を、「個性的」「非凡な才能がある人」などと評価する傾向もあります。

　大人の思い通りにふるまう子が、必ずしも"いい子"ではありません。身近な大人こそ、ＡＤＨＤの子どもの自由で、活発で、素直なところをプラスイメージをもって受け止めてほしいと思います。

「自尊感情」を傷つけない配慮を

　ＡＤＨＤの子どもに対する接し方で大切なことは、「自尊感情」を傷つけないようにすることです。

　ＡＤＨＤの子どもは、日常的に親や先生から叱られたり、低い評価を受けたりする機会が多くあります。そのため、自尊感情が低くなりやすく、自分を否定的な目でみてしまう傾向があります。また、それが周囲からは意欲の低さにもみえ、さらに子どもの評価を低下させることにつながるというように、悪循環に陥りやすくなるのです。

　子どもの自尊感情を高めるためには、叱らずにほめる機会を増やすことが大切です。また、自信をもたせるために、成功体験を増やすことも重要になります。

用語解説

自尊感情

自分はありのままで人から愛され、存在する価値があると思う気持ちのことです。自尊感情が低いと、「どうせなにをやっても認めてもらえない」というあきらめの気持ちが強くなり、意欲も根気も失われていく傾向があります。

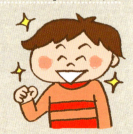

ADHDの子どもの困り感を減らすためには、接し方に配慮が必要になります。ポイントを押さえた対応を心がけることで、本人だけでなく、周りの人の生活上の困難も改善させることができます。

「自尊感情」を高めることが大切

自尊感情が低いと…

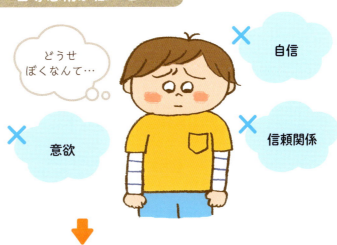

どうせぼくなんて…

× 自信
× 信頼関係
× 意欲

周りの人から認めてもらえていないという思いから、人と打ち解けたり、信頼関係を築いたりすることが難しくなります。

子どもの自尊感情を高めるには

●一方的に叱らない

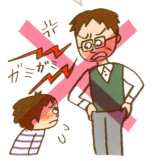

何度言ったらわかるんだ！

●よくほめる

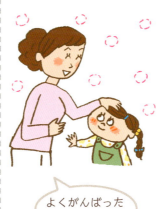

よくがんばったわね

●成功体験を積ませる

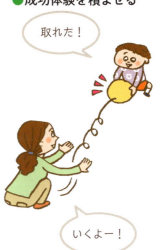

取れた！

いくよー！

1章 ADHDを理解する

日常の接し方で配慮すること

日ごろから子どもと接するうえで、次のことに配慮することが大切です。

1 過度な注意や訓練をしない

ＡＤＨＤは注意したり、訓練したりすることで、その特性を修正することは基本的にはできないと考えるべきでしょう。ですから、「できないことを人一倍がんばらせて克服させる」という考え方も、好ましくありません。

努力してもうまくいかないことは、ＡＤＨＤの子どもに限らず、だれにでもあることです。また、無理な矯正は、効果が期待できないうえ、子どもに過度なストレスを与えることになります。

不適切な行動をしたときは、そのつど直せばよいことで、「言われなくても自分で直せるようになる」ことを期待しすぎないようにしましょう。

また、注意をされてすぐに直せたときはしっかりほめます。ほめられたことは記憶に残りやすいため、何度もほめられているうちに、自分からできるようになる場合もあります。

注意のしかた・叱り方のポイント

感情的だったり、子どもの心を傷つけたりするような叱り方はしないようにします。また、ＡＤＨＤの子どもは忘れやすいため、その場で注意することも大切です。長いお説教は逆効果で、注意すべきことを簡潔に伝えることも重要です。

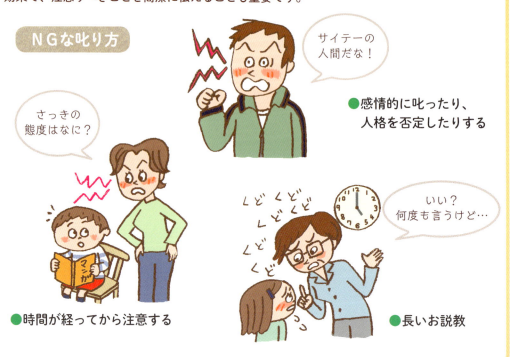

NGな叱り方
- 感情的に叱ったり、人格を否定したりする
- 時間が経ってから注意する
- 長いお説教

ADHDの特性を周囲が受け止める

ADHDの特性はかえられないため、周囲が理解し受け止めることが望ましいといえます。

授業中着席し続けることが困難なケース

↓

例 「配り係」を担当させて、授業中にときどき離席できる機会を与える

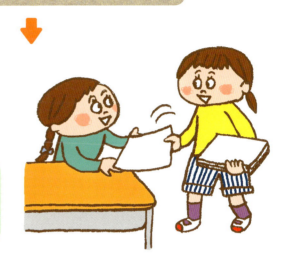

係の仕事という名目があるため、ほかの子どもの理解も得られやすく、不公平感を感じさせずにすむ

2 障害の特性を受け入れる

ADHDに特有の不注意、多動性、衝動性は、本人の意図とは関係なく、脳機能のかたよりによって生じるものです。

この脳の働き方そのものをかえる医学的な治療法はないため、周りがその特性を理解し、一定の許容範囲をもうけて受け止めることが望まれます。

3 目標を低く設定する

本人が苦手なことは、到達段階を細かく分けて、ひとつずつステップアップさせていく方法（スモールステップ）を用いましょう。

目標を低めに設定することで、早く目標に到達することができ、そのつど達成感を味わうことができます。

苦手なことが多い子どもにとって、なにかひとつでも「達成できた」という経験が得られれば、それが自信につながります。

4 長所を伸ばす育て方を

短所や苦手なことを克服させようとすることは、本人に強いストレスを与えるため、やめたほうがよいといえます。それよりも、その子どもが好きなこと、得意なことを思う存分やらせてあげましょう。

長所を伸ばすことに力点をおき、短所については「目をつぶるくらいでちょうどよい」と考えたほうが、子どもにとってもよいでしょう。

Column

ADHDの不必要な検査

必要のない検査が多く行われている

　ADHDを含めた発達障害の診断は、子どもの行動特性、とくに集団場面における行動の特徴をていねいに聞きとりし、DSM（58ページ参照）などの診断基準と照らし合わせて行います。

　スクリーニング検査（障害の可能性を確認する検査）として、親や先生に記入してもらうチェックリストも考案されていますが、それらはあくまで診断の補助手段であり、それで診断を行うわけではありません。

　心理テストのなかで最もよく行われる知能検査（WISC、田中ビネー知能検査）も診断に必須ではありません。また、脳波やCT（MRI）などの臨床検査も診断に直接役立つものではありません。

　ADHD以外のなんらかの神経疾患の合併が疑われた場合に、鑑別（除外）診断法として行われることはありますが、ADHDの確定診断には必要のない検査なのです。

臨床の現場でも混乱がある

　こうした診断の基本は、小児神経学や小児科学の教科書にきちんと書かれているのですが、日本では厚生労働省の研究班が作成し出版したADHDの診断のガイドラインのなかに、知能検査や脳波、CT（MRI）などの検査が診断に必要と思わせる記述があるため、臨床の現場で混乱が起きています。著者も、症状からADHDと診断し、薬物療法の効果が出ているお子さんをほかの医師に紹介したところ、紹介先から「知能検査や脳波などの検査を行っていないようなので、それらを行ってから確定診断いたします」という返事をもらい、びっくりしたことがあります。

ADHDにはバイオマーカーが存在しない

　糖尿病や肝炎、あるいはてんかんなどの疾患の確定診断は、血液検査や脳波検査でできますが、ADHDにはそうした確定診断の検査法（バイオマーカー）が存在しないのです。

　多くの研究者がADHDのバイオマーカーを探し続けていますが、現在までそれらは見つかっていません。

　症状だけから診断しなくてはならないために、いわゆるグレーゾーン（診断がはっきりつかない状態）や、専門医の間での診断の違いによる混乱をなくすためにも、一刻も早く、ADHDのバイオマーカーが見つかることを願ってやみません。

2章

ADHDの基礎知識

ADHDの発症には「家族性」があることがわかっています。また、併存・合併する障害も多くあるため、ADHDを正しく理解し見守ることが重要です。

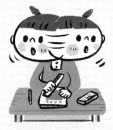
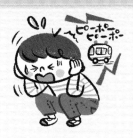

発達障害の基礎知識

 基礎知識

発達障害とは

　発達障害とは、発達の過程で気づかれる認知や行動の障害の総称です。

　文部科学省が全国の小中学生を対象に行った調査では、行動の特性があると思われる子どもが、全国に約67万人いると推計されています。

　この数字を40人学級に置きかえて考えてみると、1クラスに平均2～3人ずつ発達障害の特性がある子どもが存在していることになります。

　男女比でみると、全体的に男子に多くみられる傾向があります。

　発達障害は、脳機能の一部が通常とは異なる働き方をしてしまうことで引き起こされると考えられています。

　つまり、発達障害は「生まれつきの障害」ということであり、養育環境や親の育て方、しつけ方などが原因となって発症するものではありません。

　また、脳機能のかたよりは、薬や手術で治せるものではないため、脳の働き方そのものを改善させることはできません。

　しかし、発達障害による認知や行動の問題（社会への不適応）は、適切な支援を受けることで改善（社会適応）させることができます。

　これによって生活上のつまずきが減少すれば、本人も生きやすくなりますし、周囲とのトラブルも軽減できるでしょう。

代表的な発達障害

　代表的な発達障害には、ＡＤＨＤのほかに、自閉症スペクトラム障害や学習障害があります。これらの発達障害は、どれかひとつの障害のみをもつということもありますが、複数の障害を併発する場合が少なくありません。前述の文部科学省の調査によると、ＡＤＨＤを疑われる子どもの割合は3.1％、自閉症スペクトラム障害を疑われる子どもの割合は1.1％、学習障害を疑われる子どもの割合は4.5％とされていますが、複数の障害が同時に現れる場合もあるため、発達障害全体としては、子どもの6～7％という調査結果になっています。

自閉症スペクトラム障害

　自閉症スペクトラム障害は、人とコミュニケーションをとること（対人関係）が苦手、こだわりが強い、感覚過敏や感覚鈍麻があるなどの特性がみられます。こうした特性のため社会生活を送るうえで困難が大きい障害だといえます。

学習障害（LD）

　学習障害は、「読む」「書く」「計算する」など、特定の学習能力に著しいつまずきが生じるもので、生活上よりも、学習上の困難が大きい障害です。

ＡＤＨＤは発達障害のひとつです。発達障害とは、脳の部分的な機能のかたよりが認知や行動に影響し、それが発達の過程で明らかになる障害です。ＡＤＨＤのほかに、自閉症スペクトラム障害や学習障害などがあります。

発達障害の種類と割合

発達障害は、子ども全体の6～7％にあるのではないかと推計されています。種類や症状の現れ方にもよりますが、行動特性が顕著になり、周囲の大人から「少しほかの子と違う」と気づかれるようになります。

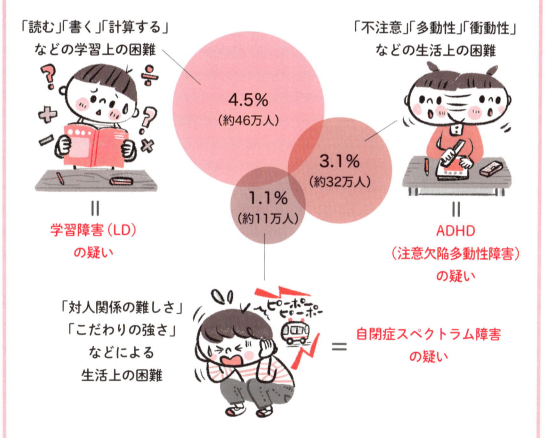

「読む」「書く」「計算する」
などの学習上の困難
＝ 学習障害（LD）の疑い

4.5％（約46万人）

「不注意」「多動性」「衝動性」
などの生活上の困難
＝ ＡＤＨＤ（注意欠陥多動性障害）の疑い

3.1％（約32万人）

1.1％（約11万人）

「対人関係の難しさ」
「こだわりの強さ」
などによる
生活上の困難
＝ 自閉症スペクトラム障害の疑い

注：全国の公立小中学校の通常学級に在籍する児童生徒の行動特性について、担任教師が回答した結果に基づいている。
出典：文部科学省
「通常の学級に在籍する発達障害の可能性のある特別な教育的支援を必要とする児童生徒に関する調査」（2012年）

●本書での発達障害の診断名については、3ページで詳しく説明しています。

2章 ＡＤＨＤの基礎知識

基礎知識 発達障害の特徴

"目に見えにくい"障害

発達障害は"目に見えにくい"障害です。身体に障害があるわけでもなければ、知能に遅れがあるわけでもなく*、ふだんはほかの子どもたちとかわりなくみえます。しかし、特定の場面や状況で適切な行動がとれなかったりするため、周りから「かわった子」という目でみられがちです。

＊ただし、自閉症スペクトラム障害では知的障害が併存することが多い

「実行機能」がうまく働かない

たとえば、学校から帰って宿題をやらなければならないのに、宿題をやらずにあそびに出掛けてしまうのも、発達障害のひとつの症状の現れといえます。

「そんな経験はだれにでもある」と思うかもしれませんが、ほとんどの子どもは、宿題をやらなければならないことをわかったうえで、あそびに出掛けます。

しかし、発達障害のある子どもの場合は、宿題をやることをすっかり忘れていたり、あそんだあと、いつ、どれくらいの時間をかけて宿題をやればよいかという見通しを立てることができなかったりします。つまり、"計算のうえ"であそびに行くわけではないのです。

発達障害があると、こうした「実行機能」が適切に働かないのです。

発達障害の特徴

発達障害には、共通する次の3つの特徴があります。
❶脳の機能障害である
❷生まれつきの障害で、多くの場合乳幼児期に行動特性が現れる
❸行動特性は、病気の症状のように進行していくものではなく、本人の発達や周りの働きかけ（支援）によって変化する

つまり、発達障害は生まれつきの脳機能のかたよりが原因で起こるものであること、早ければ乳幼児期に発見され、根治はできないものの本人が成長し周囲が適切なサポートを続けていけば、社会に適応できるようになっていく障害だということです。ただ、逆に、周りの人が不適切な働きかけをしてしまうと、症状が悪化したり、社会適応がますます困難になったりすることもあります。

・用語解説・

実行機能

実行機能とは、目的を達成するために、自分の意思や注意、行動をコントロールする複数の働きの総称です。実行機能が適切に働かないと、状況に応じた行動がうまくとれなくなります。実行機能は、脳のなかの神経ネットワークによって制御されていて、本人の心がけや意志の強さとは関係ありません。

発達障害は「実行機能」の障害といわれています。実行機能には、集中したり、自分の気持ちをコントロールしたり、他人の気持ちを推し量るなどのさまざまな脳の働きがあります。

「実行機能」がうまく働かないと起こることの例

例 「学校から帰宅後、すぐに宿題をやる」という目的を達成させる

必要とされる「実行機能」

- 宿題があることを記憶しておく
- おやつをがまんする
- あそびに行くのをがまんする
- 宿題を終わらせるために、どれくらいの時間がかかるかを見積もる
- 終えるまで集中力を切らさない
- わからない問題があれば、教科書やノートを見て解き方を思い出す
- どうしても自力で解けない問題は親やきょうだいに教えてもらう　　など

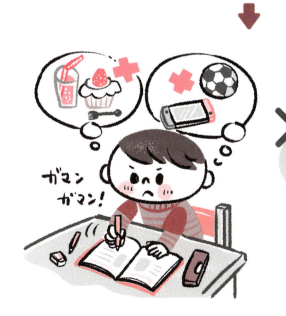

× これらの「実行機能」がうまく働かないと、宿題をこなせなくなる

基礎知識 ADHDの子どもは増えている?

100年以上前から認知されていた

ADHDと同じような特性をもつ子どもの存在は、ヨーロッパでは100年以上前から知られていました。

1902年、イギリスのある医師が、多動性のある子どもが存在していることを示し、その障害が脳の機能異常が原因で起こっているのではないかと述べています。その後、ヨーロッパやアメリカ以外の国々でも、ADHDの存在は知られるようになってきました。

最近は、中国や韓国をはじめとするアジア諸国でも、ADHDに対する関心は高まっています。

つまり、どの国においても、ADHDの子どもは一定の割合で存在しており、その子をどう育て、支援すべきかが問題になっているということです。

教育環境の変化も一因

日本ではADHDと診断される子どもが増えている印象がありますが、ADHDを的確に診断できる医師が増えたことにより、それまでADHDと診断されなかった人が正しく診断されるようになったということも考えられます。また、社会的にADHDの認知度が高まり、子どもを受診させる親が増えているケースも考えられます。

そして、社会が子どもの個性を尊重し、自由に伸び伸びと育てようという風潮になってきたことで、子どものADHDの行動特性が"矯正"されにくくなったということも考えられるのではないでしょうか。

かつて、学校では子どもを管理し、厳しく指導することに重きをおいた教育が行われていましたが、教育方針や学校環境が変化したことにより、行動が目立ちやすくな

昔はADHDが目立ちにくかった

子どもを厳しく管理する教育が行われていた時代は、親や先生の叱責によって多動性・衝動性が抑制され、目立ちにくかったと考えられます。しかし本来、ADHDの特性を強制的に抑えつける指導は、適切な対応法とはいえません。

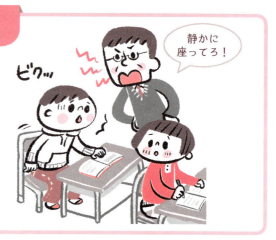

ADHDは近年注目されるようになったため、"現代社会が生み出した障害"といった誤解を受けやすいですが、ヨーロッパでは昔から知られていました。日本にも以前から一定数存在していたと考えられます。

ったとみることもできるでしょう。

しかし、これは「昔の学校では、ADHDの特性を抑えつけることができてよかった」ということではありません。ADHDの特性を"矯正"させるような厳しい指導は、適切な指導とはいえないからです。

昔の教育現場で、ADHDの特性のために厳しく叱責を受け続けてきた子どもは、おそらく相当なストレスを抱え、自尊感情を傷つけられたことでしょう。

当時の彼ら、彼女らが、そうした困難にさらされながら、その後、自信と誇りを取り戻すことができたかどうかが、むしろ心配だといえます。

子育てmemo

発達障害の子どもと「いじめ」の関係

ADHDの診断基準（DSM-5）には、「しばしば他人を妨害し、じゃまをする」と書かれています。また、ADHDの子どもが陥りやすい二次的な障害（合併症）の反抗挑戦性障害（48ページ参照）の診断基準にも、「しばしば故意に他人を苛立たせる」「しばしば意地悪で執念深い」などと書かれています。これを読むと、ADHDの子どもには、いじめっ子が多いように感じます。

発達障害の子どもと「いじめ」「仲間はずれ」について、興味深い研究をアメリカのトウィマン（Twyman）という研究者が行っています。そこで明らかになったのは、発達障害といじめの間には極めて密接な関連があるという事実です。

下の表では、定型発達の子どもは「いじめっ子」「いじめられっ子」そして「仲間はずれ」にされた経験が、子ども全体の約9％であることがわかります。

では、ADHDを含む、発達障害のある子どもはどうでしょうか。

下の表を見ると、むしろ「いじめられっ子」が3割近くもいることがわかります。仲間はずれに至っては4人に1人程度に経験があることがわかります。

ADHDを含めた発達障害の子どもは、同年代の子どもたちからいじめや仲間はずれにされるという経験の中で、人格を形成します。二次的な障害が起こりやすい素地が、ここにもあるといえます。

	いじめられ	いじめ	仲間はずれ
定型発達	8.5%	9.1%	8.6%
ADHD	29.2%*	12.5%	27.6%*
自閉症	29.0%*	6.5%	42.9%*
学習障害	24.2%*	30.3%*	18.2%*

参考文献：Twyman KA et al. Bullying and Ostracism in Children with Special Health Care Needs. J Dev Behav Pediatr 2010
＊定型発達に比べて、統計的に有意に多いことを示す

2章 ADHDの基礎知識

基礎知識

ＡＤＨＤの発症の原因

前頭前野と尾状核の異常

　ＡＤＨＤのある子どもは、脳の前頭前野の血流量が少ないというデータがあります。前頭前野は情報を的確に認識し、状況や場面に応じて適切な行動をとったり、自分の注意や感情をコントロールしたりする働きをつかさどっている部位です。

　ＡＤＨＤのある子どもの場合、前頭前野がうまく機能しないことにより、集中力の維持、感情の抑制、行動の計画、思慮深さ、ワーキングメモリー（学習や認知などの情報を処理するために、一時的に保持される記憶のこと）などに弱さがみられます。また、脳画像のデータから、脳の尾状核が小さい傾向があることもわかっています。

ドーパミンの働きが弱い

　ＡＤＨＤの発症原因には、脳の神経伝達物質の働きの弱さもかかわっていると考えられています。

　神経伝達物質とは、脳内の神経細胞どうしの連絡を助ける物質です。脳が神経活動を起こすときには、神経細胞どうしが電気的な信号を送ることで情報を伝達しますが、この役割を担っているのが神経伝達物質です。

　ＡＤＨＤと関連が深い神経伝達物質がドーパミンやノルアドレナリンです。これらの神経伝達物質が有効に作用しないと、注意力を低下させたり、作業の遂行を妨げたり、記憶力を低下させたりしてしまいます。

脳の特定部位に障害がある

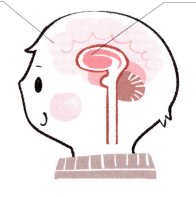

前頭前野
情報の認知や状況に応じた判断・行動を適切に行うための機能をつかさどっている部位。ＡＤＨＤの子どもの場合、前頭前野の血流量が少なく、働きが弱いと考えられている

尾状核
運動や行動をスムーズに行うための調節機能をつかさどっている部位。ＡＤＨＤの子どもの場合、尾状核の大きさが小さい傾向があり、機能に弱さがあると考えられている

ＡＤＨＤの原因は詳細にはわかっていませんが、脳機能の一部がほかの子どもたちとは異なる働き方をしていることが明らかになっています。こうした脳機能の働き方のかたよりがＡＤＨＤ特有の行動特性を引き起こしていると考えられています。

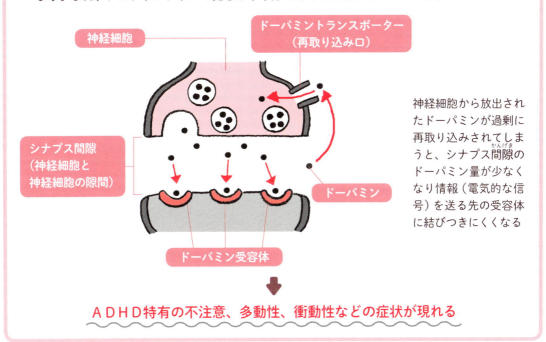

ドーパミンの働きが弱い

ドーパミンが有効に働かないことがＡＤＨＤの行動特性を引き起こす一因と考えられています。また、ノルアドレナリンの働きが不十分であることもわかっています。

神経細胞から放出されたドーパミンが過剰に再取り込みされてしまうと、シナプス間隙のドーパミン量が少なくなり情報（電気的な信号）を送る先の受容体に結びつきにくくなる

↓

ＡＤＨＤ特有の不注意、多動性、衝動性などの症状が現れる

ドーパミンの働きに異常がある場合が多い

ドーパミンなどの神経伝達物質は、神経細胞間で電気信号を送るとき、送り先の神経細胞にある「受容体」と結びつきます。しかし、すべての神経伝達物質が受容体と結びつくわけではなく、余ったものは再利用するために、送り主である神経細胞に再び取り込まれるしくみになっています。

このしくみが過剰に働くと、放出された神経伝達物質の多くが再取り込みされ、送り先の受容体に届きにくくなってしまいます。ＡＤＨＤの人のなかに、ドーパミンの再取り込みが過剰に働いてしまうタイプ（遺伝性のタイプ）が多いという報告もあります。つまり、ドーパミンによる神経伝達が活発に行われずに、不注意や多動性、衝動性などの行動特性が現れているのではないかと考えられています。

基礎知識
ＡＤＨＤには「家族性」がある

ＡＤＨＤにかかわる遺伝子

　ＡＤＨＤの発症には、いくつかの遺伝子が関連していると考えられています。これまでの研究で、複数のＡＤＨＤ関連遺伝子が見つかっていますが、そのうちのどれかひとつが、ＡＤＨＤの発症を決定づけているわけではありません。

　複数の関連遺伝子が相互に作用し合うことで、ＡＤＨＤを発症させているという見方が有力です。

　発症に遺伝子がかかわっているということは、同じ遺伝子をもちやすい、血縁関係のある家族どうしのなかに発症しやすい障害だといえます。

　海外で報告された研究結果の数字は、調査によってかなりばらつきがありますが、総じてみれば、親やきょうだいがＡＤＨＤである人は、そうでない人と比べてＡＤＨＤになりやすい傾向があることを表す結果だといえます。

「家族性」があるといえる

きょうだい
きょうだいがＡＤＨＤの場合、ほかのきょうだいもＡＤＨＤである確率

25〜35％

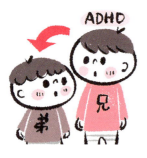

一卵性双生児
どちらか一人がＡＤＨＤの場合、もう一人もＡＤＨＤである確率

55〜92％

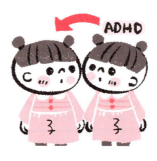

親子
両親ともにＡＤＨＤの場合、生まれた子どもがＡＤＨＤである確率

20〜54％

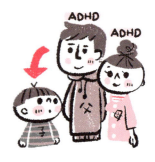

ADHDの発症にかかわる関連遺伝子がいくつか発見されており、同じ遺伝子をもちやすい血縁者にADHDが多くみられる傾向（家族性）があります。子どもがADHDとわかったあと、「自分もADHDではないか」と相談してくる親も少なくありません。

親もADHDというケース

子どもがADHDと診断がついたことをきっかけに、その親が「自分も似たような性質をもっている」と気づき、医師に相談した結果、ADHDとわかるケースもあります。

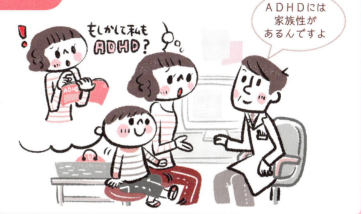

ADHDには家族性があるんですよ

家族にADHDの人がいると、ADHDをもつ確率が高いことから、ADHDは「家族性」のある障害だといえます。ADHDの場合、複数の関連遺伝子が相互に作用し合っているため、親子であっても必ずしも双方がADHDになるとは限りません。つまり、「遺伝する」とまではいえないのです。家族に糖尿病の人がいると、自分も糖尿病になりやすいといった関係性に近いといえます。

しかし、現実には診察室で、親子がともにADHDであることがわかるケースによく出会います。その多くは、子どものADHDを疑って受診し、子どもがADHDと診断されたあとに、親が「実はわたしも子どもと似た面がある」と相談してくるケースです。そして、話をよく聞いてみた結果、親もやはりADHDだったということがめずらしくありません。

ADHDの親の支援も重要

ADHDの特性上、自分をコントロールすること自体に苦労するにもかかわらず、もし、子どももADHDだった場合、その子育ての困難さは想像に難くありません。

人一倍手のかかる子どもの世話のために自分を適応させなければならないのですから、言うことをきかない子どもにイライラして激しく叱責したり、思い通りに行動できない自分に嫌気がさして落ち込んでしまったりすることもあるでしょう。

こうしたストレスの蓄積から、不安障害やうつ病など、心の病を併発してしまう親も少なくないのです。

子どものADHDの支援と同時にADHDの親をサポートすることにも力を入れる必要があるといえます。

基礎知識

ＡＤＨＤの併存症

併存症のリスクが高い

アメリカのある調査によると、ＡＤＨＤの子どものうち、ＡＤＨＤと一緒に現れる障害（併存症）、またはＡＤＨＤに続発して起こる障害（合併症）のどちらもまったくもたない人は27.2％といわれています。つまり、残りの７割以上の子どもがなんらかの障害を併存または合併していることが明らかにされています。

ＡＤＨＤの併存症には、自閉症スペクトラム障害や学習障害、てんかん、チック障害、強迫性障害などがあります。

併存症
もともとの障害の原因となんらかの関連があり、その障害と一緒に現れる障害

合併症
もともとの障害からくる症状・特性によって、二次的に（あとから）発症する障害

併存症 1　自閉症スペクトラム障害

自閉症スペクトラム障害は発達障害のひとつで、対人関係の困難さ、特定の物事へのこだわりがあり、その特性が強く出る場合に、社会生活に支障をきたす障害です。

自閉症スペクトラム障害の発症率は一般的には１％ですが、ＡＤＨＤの子どもの場合併存率が5〜6％と高くなります。

併存症 2　学習障害（LD）

学習障害も発達障害のひとつで、読字障害、書字障害、算数障害の３つを主な特徴とする障害です。知的な遅れがないにもかかわらず、これらのうちの特定分野の習得に著しい困難を示すものです。

生活上では、文字を読むことが困難（時間がかかる）、文字が正しく書けない、計算ができないといった問題が起こります。

ＡＤＨＤの子どもの学習障害の併存率は高いといわれており、学習障害にもＡＤＨＤの併存が多いというデータもあります。

自閉症スペクトラム障害との類似性

ＡＤＨＤと自閉症スペクトラム障害には類似性があることが指摘されており、２つの障害に共通の「実行機能」の障害があるとみている専門家もいます。

とくに子どものころは、ＡＤＨＤか、自閉症スペクトラム障害か、あるいは２つを併存しているのか、診断がつきにくいケースが少なくありません。幼少期にＡＤＨＤと診断された人が、その後自閉症スペクトラム障害と診断され直す場合もありますし、その逆もあります。

ADHDの発症原因となんらかの関係があり、ADHDと一緒に現れる障害（併存症）があります。同じ発達障害の自閉症スペクトラム障害や学習障害のほか、軽度な知的障害、てんかん、チック障害、強迫性障害、発達性協調運動障害などがあげられます。

ADHDと自閉症スペクトラム障害の類似性の例

ADHDと自閉症スペクトラム障害には似ている特性があり、幼児期にはとくに、どちらの障害による行動なのか見分けがつきにくい場合があります。

例 トランプあそびをしている友だちの手札を別の子どもに教えてしまう

手札を明かさないルールのもとで楽しむゲームであるにもかかわらず、気になった手札を見つけて知らせてしまう場合がある

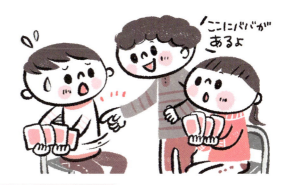

なぜそうなるのか？

ADHDの場合
ルールは理解しているが、とっさに口にしてしまう
↓
"衝動性"が原因

自閉症スペクトラム障害の場合
ルールがわからず、見たままを言ってしまう
↓
"暗黙の了解がわからない"ことが原因

例 指示をしても従わない

なぜそうなるのか？

ADHDの場合
指示を聞いていなくて従えない
↓
"不注意"が原因

自閉症スペクトラム障害の場合
指示の内容が理解できずに従えない
↓
"他者の意図理解の困難"が原因

併存症 3　てんかん

てんかんは、脳内で起こるてんかん発作（神経の激しい電気的興奮）を特徴とする病気です。子どもに起こるてんかんの大半は生まれつきのもので、原因不明の場合がほとんどです。一般のてんかんの有病率は0.5〜1％です。

これに対し、ＡＤＨＤの子どもの15.4％に、てんかん発作を起こす人にみられる特有の脳波（てんかん波）が認められるという研究報告があります。また、別の研究では、ＡＤＨＤではない子どもにみられる「てんかん波」の割合が3.5％であるのに比べ、ＡＤＨＤの子どもの場合は6.1％に「てんかん波」がみられることが報告されています。

これとは別に、てんかんの子どものなかにＡＤＨＤの併存が多くみられるという指摘もあります。海外の研究結果のなかには、てんかんの子どもの37.7％、あるいは20％がＡＤＨＤを併存しているといったデータもあります。

併存症 4　チック障害

チック障害とは、本人の意思とは関係なく、体の一部の筋肉が反復的に動いたり（運動性チック）、声を発してしまったり（音声チック）する障害です。7〜11歳までに発症し、子どもの10〜20％にみられます。チック障害の多くは一過性のもので、発症しても1年以内に軽快しますが、運動性チックか音声チックが1年以上続くケース（慢性チック障害）や、運動性チックと音声チックがともに1年以上続くケース（トゥレット障害）があります。

原因は不明ですが、トゥレット障害の場合、特定の遺伝子に障害があると考えられており、その遺伝子とＡＤＨＤの関連遺伝子に共通するものがあるのではないかとみられています。ＡＤＨＤのある子どもがトゥレット障害を発症するリスクは、ＡＤＨＤのない子どもの10倍になるというデータもあります。一方、トゥレット障害の人がＡＤＨＤを併存する割合は50〜80％という報告もあります。

強迫性障害の例

例 手が汚れていると思い込み、何度も手洗いをくり返す

一度手を洗っても、まだ汚れているのではないかと心配になり、再び手を洗わずにはいられなくなります。そのくり返しが延々と続き、何度も手洗いをくり返すことになります。

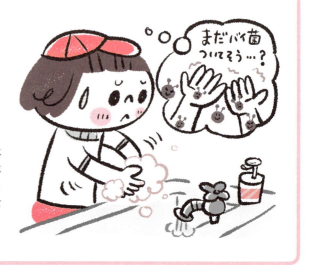

併存症 5　強迫性障害

　自分でも無意味だとわかっていながら、特定の考え（火事や強盗に対する過度な恐怖や、有害物質や菌などに対する過剰な心配＝強迫観念）や、特定の行為（強迫観念に基づく過度な手洗い、施錠の確認など＝強迫行為）がやめられずに、強迫的に反復してしまう障害です。強迫性障害の発症率は、一般的には２％前後といわれていますが、海外の研究では、ＡＤＨＤのある人はそうでない人と比べて、強迫性障害を併存する割合が高いと報告されています。また、強迫性障害のある人の10～30％がＡＤＨＤを併存しているというデータもあります。

併存症 6　発達性協調運動障害

　発達性協調運動障害とは、手足などの動作を連動させたり、見て認知した情報をもとに体を動かしたりすることが、通常の子どもと比べて著しく困難な障害です。

　発達性協調運動障害は発達障害のひとつで、子どもの６～10％にみられます。ＡＤＨＤや学習障害、自閉症スペクトラム障害との併存も多いことが知られています。発達性協調運動障害があると、体育や図工、家庭科、音楽（楽器演奏）などでつまずきやすく、本人に強い苦手意識を植えつけることになり、劣等感をつのらせる原因となることもあります。

発達性協調運動障害の例

例　粗大運動に障害が現れるケース

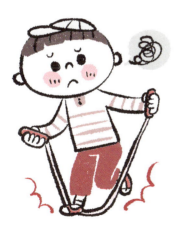

なわとびやボール運動、体操やダンス、鉄棒、スキップなどがうまくできない、三輪車や自転車の運転が苦手　など

例　微細運動に障害が現れるケース

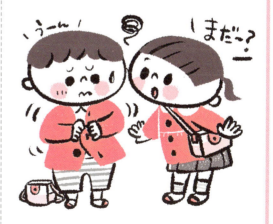

ボタンのとめはずしができない、リボンやひもを結べない、字がマス目や行からはみ出す、ハサミをうまく使えない　など

基礎知識

ＡＤＨＤの合併症

◦◦◦ 合併症へと至る「マーチ」

　ＡＤＨＤ特有の行動特性が原因で生活上の困難にたびたび遭遇し、劣等感をもったり、対人関係がうまくいかなくなったりして、精神的な問題を抱えるようになって、二次的な障害（合併症）を発症する場合があります。

　ＡＤＨＤへの周囲の無理解に対し、怒りを外に発散させるタイプの人が反抗挑戦性障害や行為障害（素行障害）へと進展していくのに対し、自分の胸の内にとどめて思い悩むタイプの人は、不安障害やうつ病へと進展します。このように、ＡＤＨＤを抱えていることでストレスが積み重なりいろいろな合併症へと至るプロセスを、著者はＡＤＨＤの「マーチ」と呼んでいます。

ＡＤＨＤの「マーチ」とは

ＡＤＨＤの行動特性が周囲から理解されず、親や先生から叱責・拒絶されてきた子どもが、大人から「見放された」と感じ、問題行動や精神症状を示すようになるプロセスのことです。

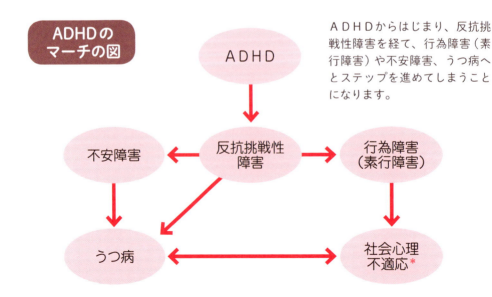

ＡＤＨＤからはじまり、反抗挑戦性障害を経て、行為障害（素行障害）や不安障害、うつ病へとステップを進めてしまうことになります。

＊**社会心理不適応**：うつ病や不安障害、不登校、行為障害（素行障害）、反社会性パーソナリティ障害などの社会不適応状態の総称

ADHDの行動特性により生活上の困難や対人関係のトラブルが増し、ストレスや精神的なゆがみが生じることで、二次的に発症する障害（合併症）があります。代表的な合併症は、反抗挑戦性障害、行為障害（素行障害）、不安障害、うつ病などです。

合併症 1　反抗挑戦性障害

かんしゃくを起こしたり、大人に対して挑発的な態度をとったりする状態が半年以上続きます。

周囲がADHDについて正しく理解していないために、叱責や非難をくり返すことで、子どもは自己肯定感や自尊感情を保てず自らを否定的にとらえるようになり、自分を認めてくれない大人や社会に対して反発心を覚え、反抗心や強い怒りをぶつけるようになることがあります。

通常は9歳ごろまでに発症し、小学校高学年〜中学生初期に最も顕著に現れます。

合併症 2　行為障害（素行障害）

反抗挑戦性障害がさらにエスカレートした状態で、他人への暴力、強盗やひったくりなどといった法に触れる行為に至る場合もあります。一般的には、小学校高学年〜高校生初期に目立つ障害です。

アメリカでの調査では、ADHDのある子どものうちの40〜60％が反抗挑戦性障害か行為障害（素行障害）を合併すると報告されています。社会状況が異なる日本にそのまま当てはめることはできませんが、ADHDのある子どもが反抗挑戦性障害や行為障害（素行障害）に進展するリスクが高いことは否定できません。ADHDのなかでも、とくに「多動性・衝動性優勢型」に合併しやすいことがわかっています。

合併症 3　不安障害

ADHDの行動特性によって、劣等感をもったり、対人関係がうまくいかなくなったりしているうちに、過度なストレスから精神的に不安定になり、不眠や食欲不振、体調不良などを起こし、日常生活がうまく送れなくなる障害です。

突然強い恐怖心に襲われ、動悸や息苦しさが生じるパニック発作や、特定の状況で強い恐怖感を覚える恐怖症、漠然とした不安を抱える全般性不安障害などがあります。ADHDの子どもの20〜30％にみられます。

合併症 4　うつ病

ADHDによる生活上の困難、精神的なストレスから、うつ病に至るケースも少なくありません。

うつ病は気分の落ち込み、意欲や興味の減退、思考力の低下、不眠や食欲減退、体重減少などが起きる病気です。

自殺企図（自殺を企てること）を起こしやすく、自殺リスクが高いことも知られています。

うつ病の生涯有病率は、日本では3〜7％、アメリカでは13〜17％といわれていますが、アメリカでの調査では、ADHDのある人がうつ病を合併する割合は子どもで15〜38％、大人では25〜53％と高率であることがわかっています。

基礎知識 — ＡＤＨＤの予後

多動性よりも不注意が目立つように

ＡＤＨＤは脳の機能障害が原因で起こるものであり、脳の働き方についていえば、"予後もかわらない"ということになります。

しかし、ＡＤＨＤの子どもも発達し、学習や経験を重ねるなかで成長していくため、子どものころの困難がそのまま大人になっても持ち越されるとは限りません。一般的にいわれていることは、ＡＤＨＤの特性のうち、多動性は次第に目立たなくなる一方で、不注意が顕在化しやすくなるということです。

たとえば、小学生のころは授業中立ち歩いていた子どもが、中学生になると立ち歩くことで被る不利益の大きさを自覚するようになり、本人なりに努力をして、体を動かしたくなってもがまんして着席していられるようになるということはあります。このように、多動性は成長とともに目立たなくなる傾向があります。

これに対し、不注意の特性は大人になってからむしろ目立つようになる場合があります。子どものころの不注意は「子どもだから」という理由で許される場合が多いですが、大人になると、仕事や生活の重要な場面におけるケアレスミスや忘れっぽさのために、周りからの信用を失ってしまうことにもなりかねません。

子どものＱＯＬを高めるために

ＡＤＨＤのある子どもは、そうでない子どもと比べてＱＯＬが低いという調査結果があります。ＱＯＬとは、Quality Of Life の略称で、「生活の質」または「人生の質」

子育てmemo

周囲の人ができること

ＡＤＨＤの子どもの予後のために、親や先生ができること、すべきことはきわめてシンプルです。それは、子どもをできるだけ叱らずに、たくさんほめることです。そのことが子どもの自尊感情を高めてＱＯＬを向上させ、合併症を予防することにつながります。

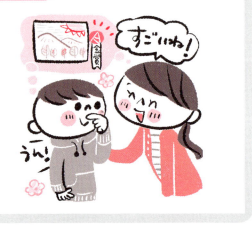

ADHDの子どもを支援するうえで重要なことは、合併症へのプロセスをたどらないようにすることです。予後を左右するポイントに留意したうえで、子どものQOL（生活の質・人生の質）を高める配慮が求められます。

予後を左右するポイント

● **ほかの障害の併存・合併がないか、あってもその程度が軽い**
ADHD以外の障害を併存または合併している場合、その障害に対する治療や対応も必要になります。ADHDの治療を最優先できない場合もあるため、ADHDの予後にかかわります。

● **知的能力・学習能力が標準程度ある**
知的能力や学習能力が標準程度あるのであれば、子ども自身が知識や経験をつけていくなかで、自ら適応行動をとるためにどうすればよいかを学びとることができます。

● **自尊感情が保たれている**
自尊感情が高く、自分が周囲から必要とされている存在であると自覚できている子どもは、人と信頼関係を結べ、意欲や好奇心ももてるため、合併症を起こしにくいといえます。

● **成功体験がある**
親や先生からほめられたり、自分で達成感を味わったりした経験が豊富にあれば、それが自信につながり、向上心や挑戦する心を養います。

● **周囲の理解・サポートを得られる**
信頼できる身近な大人が存在し、ADHDを理解し、困ったときには支援してくれることが、予後を良好にするうえでなによりも重要なポイントだといえます。支援者はADHDの特性を受容したうえで、長所を認め、よくほめるようにしましょう。

という意味です。ADHDのある子どもは、成功体験に乏しく、達成感や充足感を味わう機会が少ないうえに、叱責（しっせき）や非難を受けやすく、いじめの対象になりやすいことがわかっています。

QOLが低いということは、すなわち、その子どもは"幸せではない"ということになります。ADHDという障害により、周囲から誤解を受けたり、うとまれたりすることは本当に不幸だといえます。そして、人から虐（しいた）げられる経験が積み重なることで心がゆがみ、別の心の病を合併してしまいやすくなるのです。

そうならないよう、身近な人たちがADHDを正しく理解し、温かなまなざしで見守ることが求められます。

基礎知識 「ADHDかもしれない」と思ったら

ADHDに気づく3つのパターン

子どものADHDに周囲が気づくパターンは、次の3通りが考えられます。
- 親が気づくパターン
- 園・学校の先生が気づくパターン
- 健診で見つかるパターン

ADHDの疑いがある場合は、発達障害の専門医に診てもらい、的確に診断してもらうことが望ましいといえます。

ただし、指摘を受けても、子ども本人に困っているようすがなく、家庭などで生活上の不適応がとくに問題にならない状態であれば、すぐに医療機関に駆け込む必要はありません。しばらくようすを見てから判断しましょう。

親が気づいたとき

ADHD特有の行動特性が、園や学校にいるときにもみられるのかどうかを確認する必要があります。また、その特性のために先生から叱責（しっせき）や悪い評価を受けている可能性があるので、ADHDの特性があることを先生に理解してもらい、適切に支援してもらうためにも直接会って話をするとよいでしょう。

ただし、園や学校の先生が全員発達障害に理解があるとは限りません。担任の先生だけでなく、特別支援教育のコーディネーターをしている先生にも同席してもらい、園・学校全体で子どもをサポートしてもらえるようお願いしましょう。

先生が気づいたとき

園や学校の先生は集団のなかで子どもを見ているため、ほかの子どもと比較することで、ADHDの特性に気づきやすいといえます。

そのため、親が気づいていない段階で、先生が先に気づくこともめずらしくありません。そのような場合、親にできるだけ早く状況を伝え、子どもの困り感に対応する方法を一緒に考えるべきですが、特段の慎重さが求められます。

「周りの子どもや先生が困っている」といった表現や、「障害」ということばの使用は差し控え、あくまで、子ども本人が困っているようすを主として伝えます。そのうえで、「ご家庭ではどうですか？」とさりげなく聞いてみましょう。

そのとき、親も家庭で困っているようならば、相談してくるかもしれません。

また、子どもの困り感に気づいていない親であれば、動揺する可能性も考えられます。親の心境にも配慮し、子どもに直接かかわる先生だけでなく、園や学校全体で子どもを支援する意志があること、親の不安や悩みにも対応する姿勢でいることを明確に伝えるようにしましょう。

子どものADHDに気づいたときは、医療機関や地域の子育て支援センターなどに相談してみましょう。幼稚園や保育園、学校の先生が気づいたときは、園や学校でのようすを親にさりげなく伝えて、気づきを促します。

"気づき"から"相談・受診"までのプロセス

子どもがADHDではないかと疑われたときは、次に示したプロセスを経て、最終的には発達障害の専門医がいる医療機関を受診し、的確に診断してもらうことが求められます。

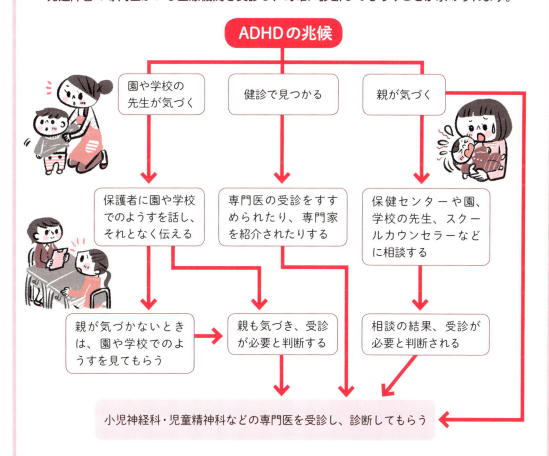

【発達障害の相談に応じてもらえる機関】
- 発達障害の専門医がいる医療機関（小児神経科、児童精神科、発達外来など）
- 地域の小児科診療所（受診すれば発達障害の専門医を紹介してもらえる）
- 地域の保健センター、子育て支援センター、児童相談センターなどの行政機関

2章 ADHDの基礎知識

Column

「ギフティド」と「ADHD」

「ギフティド」とは?

ギフティド（gifted）とは、「高い才能を与えられた」という意味で、知能指数が非常に高い子どもや、スポーツ、音楽、美術などに特異な才能をもつ子どものことを示すことばです。基準にもよりますが、ギフティド児についての認識が進んでいるアメリカでは3～5％の子どもがギフティド児であるのではないかと考えられています。

ギフティド児は、その高い能力によって行動や思考に一般の子どもとは違う特徴があるといわれています。

ADHDと混同されやすい

ギフティド児は、そうした行動の一部がADHDの子どもが示す特徴と似ているために、ADHDやそのほかの障害があると間違われてしまうことも多いことがわかっています。たとえば、学校での授業内容が本人にとってあまりにも簡単すぎるため身が入らずに集中できなかったり、教師に反論したりすることが多く、このことが、「不注意」や「反抗」などの症状とみなされ、ADHDと診断されてしまうことがあるのです。

「ギフティド」であり「ADHD」でもある子どももいる

なかには、ギフティドであり、かつADHDもある子どももおり、そうした子どものことを「twice exceptional（2E）：二重に特別な子ども」と呼びます。このような場合、子どもがなんらかの困難を抱えていると、それが倍増してしまうことがあります。

ギフティドのための教育制度が、ある程度確立しているアメリカや、インクルーシブ教育が進んでいるヨーロッパの国と違い、日本の場合2Eの子どもは普通学級やギフティドのクラスではなく、特別支援学級（学校）をすすめられてしまう可能性が高いという大きな問題があります。

ADHDの診断に知能検査は不要であると別のコラムで書きましたが、知能指数が高いADHDの子どもは、ギフティド児である可能性も考慮し、きちんと見極めることが必要です。

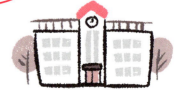

特別支援学級をすすめられることもある

3章

医療機関への かかり方と治療法

診断や治療の目的は、子どもの困難を正確にとらえ、適切にサポートすることにあります。さまざまな治療法を組み合わせながら、生活上のつまずきやストレスの軽減をめざします。

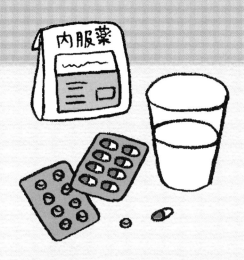

治療

ＡＤＨＤの診断

小児神経科か児童精神科を受診する

ＡＤＨＤを含む発達障害の診断・治療を行う診療科は、主に小児神経科か児童精神科です。このほか、最近では子どもの発達の問題を専門的に診る「発達外来」などの特別な診療科を設置している医療機関も増えています。事前にインターネットなどで病院の情報を調べたり、ＡＤＨＤの診断をしてもらえるか電話でたずねたりしたうえで受診しましょう。先々通院することも考慮し、通いやすい距離にある医療機関を選択することをおすすめします。

近くに発達障害の専門医が見つからない場合は、かかりつけの小児科診療所に相談するのも、ひとつの方法です。

発達記録や通知票を持参する

ＡＤＨＤの診断には、現在の子どもの状態だけでなく、出生歴やこれまでの養育歴が参考になります。健診結果や母子健康手帳、育児日記、保育園や幼稚園で先生とやりとりした連絡帳があれば、持参するとよいでしょう。小学生の場合は、通知表や子どもが書いた字がわかるノートなども参考になります。また、受診前に過去に子どもの発達や子育てで気になったことや、最近の子どものようすについて、困ったことや心配なことも書き出しておきます。こうした情報を医師に伝えることで、診断がしやすくなります。また、子どもの現在の状態を的確に知るために、医師がＡＤＨＤの症状チェックリストを親に記入してもらうこともあります。

全般的な発達度をみる検査

初診時には、問診のほかに、子どもの心身の発達度を調べる検査を行うこともあります。こうした検査は、ほかの疾患や障害との鑑別、併存症や合併症の有無を調べるうえで役立ちます。

別の疾患が疑われるケースでは、脳波検査を行うこともあります。

初診時に持参するとよい

- 母子健康手帳
- 育児日記
- 健診結果
- 通知表
- 保育園などの連絡帳
- 子どもが書いた字（ノートなど）
- 発達の気がかりを記したメモ
- 小児科医からの紹介状　　など

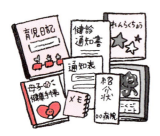

子どもがＡＤＨＤかもしれないと思ったときは、医療機関を受診してみましょう。受診の際は、子どもの発達記録や通知表などを持参すると診断に役立ちます。似た症状を示す別の障害との鑑別が必要な場合もあり、診断がすぐにつかないこともあります。

ＡＤＨＤの症状チェックリスト

			−	＋	＋＋	＋＋＋
注意欠陥	1	いったんはじめたことを最後までやりきれない	−	＋	＋＋	＋＋＋
	2	しばしば人の言うことを聞いていないようにみえる	−	＋	＋＋	＋＋＋
	3	すぐに気が散る	−	＋	＋＋	＋＋＋
	4	集中力が必要な宿題などをやり遂げることができない	−	＋	＋＋	＋＋＋
	5	あそんでいてすぐに飽きてしまう	−	＋	＋＋	＋＋＋
衝動性	1	よく無思慮に行動する	−	＋	＋＋	＋＋＋
	2	ひとつのことに熱中したかと思うとすぐにほかのことに気が移る	−	＋	＋＋	＋＋＋
	3	課題を順序立てて行えない	−	＋	＋＋	＋＋＋
	4	なにをするにもつきっきりの指導が必要	−	＋	＋＋	＋＋＋
	5	ゲームやあそびの順番を待てない	−	＋	＋＋	＋＋＋
多動性	1	走り回ったり高いところにすぐにあがったりする	−	＋	＋＋	＋＋＋
	2	静かに座っていられない	−	＋	＋＋	＋＋＋
	3	いつもモーターで動かされているかのように動き回る	−	＋	＋＋	＋＋＋
友人関係	1	すぐにぶったりけんかをする	−	＋	＋＋	＋＋＋
	2	ほかの子から嫌われている	−	＋	＋＋	＋＋＋
	3	他人のじゃまをよくする	−	＋	＋＋	＋＋＋
	4	他人に命令ばかりする	−	＋	＋＋	＋＋＋
	5	ほかの子どもをよくいじめる	−	＋	＋＋	＋＋＋
	6	集団のあそびに参加しない	−	＋	＋＋	＋＋＋
	7	すぐにかんしゃくを起こす	−	＋	＋＋	＋＋＋

（−）まったくない　（＋）ときどき　（＋＋）しばしば　（＋＋＋）いつも
それぞれに、0、1、2、3点をつける。何点以上ならADHDであるというわけではないが、得点が高いほどその可能性は強くなる。治療（薬物療法、行動療法）の評価にも使用できる。

（SNAP rating scale より抜粋、一部改変）

3章　医療機関へのかかり方と治療法

診断基準に照らして判断する

ＡＤＨＤの診断には、ＤＳＭ－５（アメリカ精神医学会『精神疾患の診断・統計マニュアル』第５版）か、ＩＣＤ－１０（ＷＨＯ『国際疾病分類』第10版）に定められている診断基準を用います。

医療現場でより多く用いられているＤＳＭでは、不注意や多動性、衝動性の症状項目が、「生活の２カ所以上の場所（家庭と学校など）で半年以上続いていること」が診断の要件となっています。つまり、不注意や多動性、衝動性が家庭のみ、または学校のみで現れているケースでは本当のＡＤＨＤではなく、ＡＤＨＤのようにみえる行動特性の背景に、別の問題があると考えられます。ですから、より正確な診断を求めるのであれば、子どもが幼稚園や学校でどのような行動をとっているか、行動評価調査票を先生に記入してもらうなどして情報を得るようにし、家庭における子どもの状態評価と合わせて、総合的に判断します。

診断をつける目的とは

医療機関を受診し、子どもに診断がつくまでの親の心配は、計り知れないものです。「障害だったらどうしよう」「障害でなければいいのに」などと気をもむのは無理のないことです。しかし、ＡＤＨＤの診断をつける本来の目的は、子どもが生活上困難を抱え、悩んでいるのであれば、たとえＡＤＨＤではなかったとしても、なんらかの手立てを講じ、子どもの困り感を解消することです。

ＡＤＨＤという診断がつけば、子どもの困難も明確になり、どうサポートすればよいかがみえやすくなるのです。

「状況的ＡＤＨＤ」という場合も

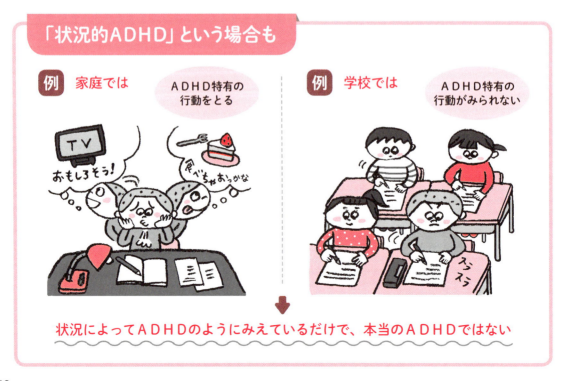

状況によってＡＤＨＤのようにみえているだけで、本当のＡＤＨＤではない

ADHDの診断基準

次の❶か❷のいずれかが当てはまる。

❶ 以下の注意欠陥の症状のうち、6つ以上の項目が少なくとも6カ月以上続いており、そのために生活への適応に障害をきたしている。また、こうした症状は発達段階と関連性がない。

注意欠陥

(a)	細かいことに注意がいかない、あるいは学校での学習や仕事、そのほかの活動において不注意なミスをおかす
(b)	さまざまな課題やあそびにおいて、注意力を持続することが困難である
(c)	直接話しかけられても、聞いているように見えない
(d)	出された指示を最後までやり遂げない。また、学校の宿題や命じられた家事、あるいは職場での仕事を終わらせられない（指示が理解できなかったり、指示に反抗したわけではないのに）
(e)	課題や活動を筋道を立てて行うことが困難である
(f)	持続的な精神的努力を要するような仕事（課題）を避けたり、いやがる。あるいは、いやいや行う（学校での学習や宿題など）
(g)	課題や活動に必要なものをなくす（おもちゃ、宿題、鉛筆、本、道具など）
(h)	外からの刺激で気が散りやすい
(i)	日常の活動のなかで忘れっぽい

❷ 以下の多動性、衝動性の症状のうち、6つ以上の項目が少なくとも6カ月以上続いており、そのために生活への適応に支障をきたしている。また、こうした症状は発達段階とは関連性がない。

多動性

(a)	そわそわして手足を動かしたり、いすの上でもじもじする
(b)	教室など、席に座っていることが決められている場で、席を離れる
(c)	走り回ったり、よじ登ったりすることが不適切な場で、そのような行為をする（青年や成人の場合では、自覚的な落ち着きのなさに限定してもよい）
(d)	落ち着いた状態であそんだり、余暇活動をすることが困難である（「困難である」→DSM-5では「できない」）
(e)	じっとしていない。あるいは、せかされているかのように動き回る
(f)	しゃべりすぎる

衝動性

(g)	質問が終わる前に出し抜けにこたえてしまう
(h)	順番を待つことが困難である
(i)	他人をさえぎったり、割り込んだりする（会話やゲームに割り込む）

注：すべての症状には「しばしば」(often) という表現がついているが、省略した。
出典：アメリカ精神医学会「DSM-IV-TR 精神疾患の診断・統計マニュアル」より、榊原洋一訳
※DSMは2012年に、"第4版（DSM-IV）"から"第5版（DSM-5）"に改訂されましたが、特徴的な行動に関する記述は1項目（多動性［d］）を除き、まったく同じです。ただし、それぞれの項目のあとに例が示されています。

【DSM-5における変更点（DSM-IVの課題と論点）】

1) DSM-IVでは、不注意、多動性、衝動性の症状のうちのいくつかの初発年齢が「7歳以前」とされていたが、DSM-5では、「12歳以前」と変更された。大人のADHDのうち、発症が確認される時期が7歳よりも遅くなるケースが少なくないことを踏まえた変更と考えられる。

2) DSM-IVでは、「ADHD」と「自閉症スペクトラム障害」（広汎性発達障害）との併存は認められていなかった（自閉症スペクトラム障害が優先的に診断される）が、DSM-5からは、ともに診断することが可能になった。

3) 大人のADHDについては、診断の必要項目数が不注意、多動性・衝動性の各領域で、「6項目」以上と定められていたが、「5項目」満たせばよいことになった。

治療

治療の4本柱

4つの方法で対応する

　ADHDの原因となっている脳の働き方を根本的に治療することはできませんが、特有の症状を改善させることは可能です。治療の柱となるのは、主に次の4つです。

　これらの治療法は、どれかひとつを試すというより、すべての治療法に同時に取り組むことでより高い効果が得られます。

治療法の4本柱

●環境変容法
視覚刺激、聴覚刺激を減らした空間づくりや、課題や作業の到達度、難易度を下げたりして取り組みやすくする

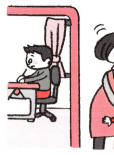

●ペアレントトレーニング
親が効果的な対応法を学んで親子関係を改善し、子どもの問題行動を減らす

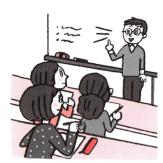

ADHDの治療

●行動療法
適切な行動をとりやすくするトレーニングを積むことで、社会適応を高める

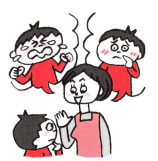

●薬物療法
ADHD治療薬を服用することで自己コントロールの弱さを改善し、適切な行動をとれるようにする

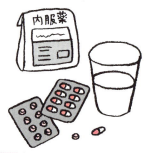

ＡＤＨＤに特有の症状を改善させるには、環境変容法、行動療法、ペアレントトレーニング、薬物療法の４つの方法があります。これらの治療法を用いることで生活上のつまずきが減り、社会適応できるようになると、子どものストレスも軽減され、自信をもてるようになります。

薬物療法を用いるメリット

子どもの服薬に抵抗感を抱く親もいるかもしれませんが、ＡＤＨＤの症状を抑えるために、薬の服用は高い効果があることがわかっています。服薬した８～９割の人が落ち着けるようになり、集中力が上がり、生活上のつまずきが減ったと評価しています。

また、海外のある研究によれば、服薬をすることで、うつ病や行為障害(素行障害)などの合併症を予防できることや、副作用があまりないことなども報告されています。

薬物療法は現在、ＡＤＨＤの治療の中心に位置づけられていますが、まずは、非薬物療法を行い、それらによる治療だけでは効果が十分ではないときに、併用して行われます。

薬による治療のメリット

10歳前後になると、服薬後に自己コントロールがしやすくなることが自覚できるようになります。その間は、生活上のつまずきが減り、ふだんはできないことができるようになるため、本人のストレスが軽減されるとともに、自分に自信がもてるようになります。

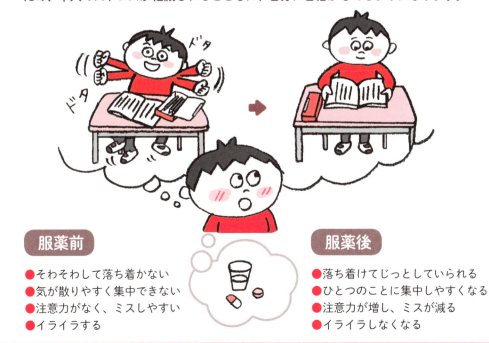

服薬前
- そわそわして落ち着かない
- 気が散りやすく集中できない
- 注意力がなく、ミスしやすい
- イライラする

服薬後
- 落ち着けてじっとしていられる
- ひとつのことに集中しやすくなる
- 注意力が増し、ミスが減る
- イライラしなくなる

治療法①環境変容法

集中しやすい空間づくり

ADHDの子どもは気が散りやすく、授業や課題、宿題などに集中して取り組めない場合が少なくありません。

そのため、ひとつのことに集中して取り組ませるときは、不要な刺激をできるだけ少なくする配慮が求められます。

たとえば、家庭で宿題をやるときは、机の上に宿題に必要なものだけを出して、ほかのものは置かないようにします。ふだんから、学習机の上にペン立てや本箱を置くことも避けたほうがよいでしょう。ADHDの子どもは雑多なものが視界に入ってくると、それに気をとられて宿題に集中できなくなります。同じ理由から机も窓際を避け、壁に向けて設置します。

壁にも、カレンダーやポスターなどを掲示しないようにします。視覚刺激をできるだけ減らす工夫が必要になるのです。

同様に、教室でも授業中は出入口の扉や窓、カーテンは閉め、黒板の周りの掲示物は最小限に抑えます。

視覚刺激を減らす工夫

刺激の少ない環境づくり
- 必要な物だけを出し、いま使わない物はしまう
- 窓際での活動は避け、窓やカーテンを閉める
- 壁面の掲示物は最小限にし、床にも物を置かない　など

例 棚の中身が見えないようにする

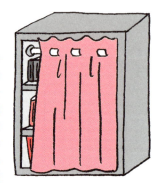

中身が見えないように目隠しのカーテンなどをつけるのも一案です。可動式の棚は、子どもの側に背を向けるようにして設置します。

例 家庭の学習机はシンプルに

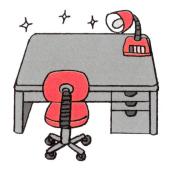

机は壁に向けて設置するようにし、壁への掲示物は避けます。机の上には、本箱やペン立ても置かないようにしましょう。

ＡＤＨＤの特性を踏まえたうえで、不適切な行動が起こりにくい環境調整をすることも重要なポイントです。気が散りやすいケースでは不要な刺激を与えない、不注意からの事故を防ぐために動線を確保する、部屋を片づけるといった配慮が必要になります。

物をなくさない工夫

例 小さな物にも名前を書く

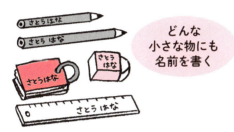

どんな小さな物にも名前を書く

物をなくさないためには、名前を書くことが基本です。人の物と混同させないためにも役立ちます。

例 持ち物は最小限に

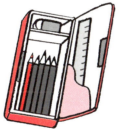

筆記具はとくになくしやすいので、最小限の個数を、筆箱のなかに固定する形で保管します。

例 学校からのプリントは「連絡袋」に

ファスナーがついている物がよい

クリアケースを「連絡袋」として使い、家庭から提出する書類なども、これに入れて持ち歩きます。

⋮ なくし物を防止する

　ＡＤＨＤの子どもは物の管理が苦手なうえに、どこに置いたかすぐに忘れたり、落とした物に気づかなかったりするため、物をなくしやすい傾向があります。
　行動特性をかえることは困難ですが、環境を整えることで、なくし物を防止することはできます。
　基本的なことですが、すべての持ち物に名前を書くことを徹底しましょう。もし落としてしまっても、名前が書いてあれば、手元に戻ってきます。
　さらに、なくし物を防ぐには、持ち物をできるだけ減らすことが有効です。
　その意味で、筆記具を固定できる筆箱のほうが好ましく、鉛筆などが中でバラバラになってしまうペンケースはおすすめできません。

3章 医療機関へのかかり方と治療法

事故防止のための対策

ＡＤＨＤの子どもは注意散漫だったり、衝動性が高かったりするために、事故に遭いやすいといわれています。

たとえば、保育園や幼稚園などで、あそんだおもちゃなどを床や園庭に出しっぱなしにした状態の場合、うっかり踏んでしまったり、つまずいたりして、けがをするおそれがあります。

使い終わった道具などはすぐに片づける習慣づけを行って、足元の障害物をできるだけ減らします。

とくに、保育園などではひと部屋で複数の子どもたちが思い思いの場所で別々にあそびます。

そのような状況のなかで、ＡＤＨＤの子どもが急に立ち上がったり、走り出したりして、人や物にぶつかってしまうこともあるでしょう。こうした事態を防ぐために、ＡＤＨＤの子どもをほかの集団から少し離した場所であそばせたり、室内の動線を確保したりといった配慮も求められます。

安全対策のため室内の動線を確保する

集団生活のなかで留意すべきこと

衝動性の高い子どもは、急に立ったり走ったりしがちです。あそばせる空間に余裕をもたせる配慮が必要であるとともに、室内の動線を確保しておくことが重要になります。

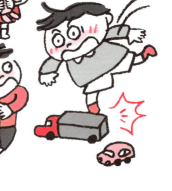

周りの子どもとぶつかってしまうことも

わー！

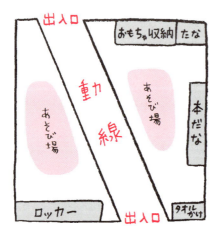

【保育園の室内の場合】

部屋の２つの出入口を結ぶ「動線」部分は、あそび場にしないようにして、常に人が移動できる最低限のスペースを確保しましょう。

体調が悪いときは症状が強まることも

寝不足や空腹などが原因でＡＤＨＤの特性が強く現れる可能性があります。

生活リズムが乱れ寝不足になると…

× 集中力がますます低下する

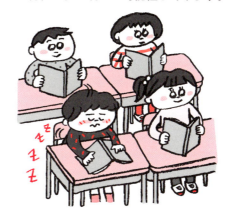

例 食事がきちんととれず空腹になると…

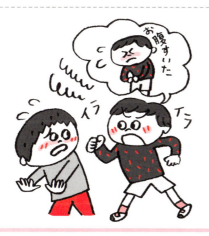

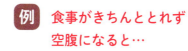

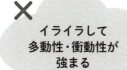
× イライラして多動性・衝動性が強まる

体調管理も大切

　ＡＤＨＤの子どもは時間管理が苦手なため、生活が不規則になりがちです。夜更かしをして朝すっきり起きられず、睡眠不足のまま登校して、授業中眠ってしまったり、朝食が食べられずに、空腹から集中力が維持できなくなったり、イライラして人に当たったりと、トラブルの原因になることもあります。

　ＡＤＨＤの子どもは、自分の体調を気づかうことも苦手で、興味のあることに没頭すると疲れを忘れて集中しすぎてしまい、あとで体調を崩してしまうということもめずらしくありません。"ほどほどでやめる"といった判断もできないのです。

　生活時間の管理や体調管理は、ＡＤＨＤの子どもに一人でやらせるには無理があります。親や先生がときどき声をかけて休憩させたり、切りあげるタイミングを計ってあげたりする必要があります。規則正しい生活リズムは、家族が率先して手本を示すことからはじめましょう。

治療

治療法②行動療法

「行動療法」とは

子どもが望ましい行動がとれたときには"ごほうび"を与えて、その行動をとりやすく誘導します。不適応行動をとったときは無視をするなどして、子どもがその行動を回避するように促します。こうした経験を積み重ねて、次第に適応行動がとれるようにサポートしていく治療法です。

適応行動を増やす方法

① きっかけ	② 行動	③ 結果
帰宅後あそびに行くか宿題をするか迷う	宿題を先にする	適応行動を引き出すために「取り引き」をする |//
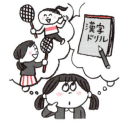  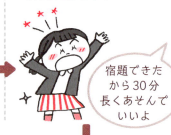

「宿題できたから30分長くあそんでいいよ」

②の行動を自発的にとろうとするようになる

不適応行動を減らす方法

① きっかけ	② 行動	③ 結果
店先で前からほしかったおもちゃを見つける	おもちゃを買ってほしいとだだをこねる	不適応行動を減らすために「無視」をする

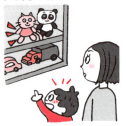 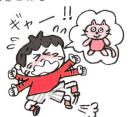 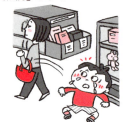

②の行動を自発的にとろうとしなくなる

「行動療法」とは、動機づけをしながら不適応行動（してほしくない行動）を適応行動（してほしい行動）へとかえていく治療法で、ＡＤＨＤの症状改善への効果が期待されています。適応行動がとれたときにほめたり、ごほうびを与えたりすることで、子どもが好ましい行動をとりやすくなるように導きます。

「行動療法」の基本的な考え方

「行動療法」とは、子どもが不適応行動を避け、適応行動をとりやすくなるように誘導する治療法です。

成果がみられるまでに時間はかかりますが、ＡＤＨＤの子どもの自律を促すうえで、効果の高い方法だと認められています。本人も最初は不適応行動にブレーキをかけたり、好ましい行動を率先してとったりすることはできませんが、親や先生が適切に対応・指導を続けていけば、次第にどのように行動すれば社会に受け入れられるのかがわかってきます。

「大人の都合のいいように子どもをコントロールするやり方」と否定的にみる人もいますが、子どもが不適応行動をとり続けていれば、周囲から非難や叱責を受け続け、本人が苦しむことになります。

しかも、ＡＤＨＤの子どもは故意に不適応行動をとっているのではなく、自己コントロールがうまくできないことでそうなってしまっているのです。その点を誤解してはなりません。

本来、ＡＤＨＤの子ども自身もほかの子どもと同じように、周囲に受け入れられるふるまいをしたいと考えているのです。自己コントロールがうまくできない子どもに、どうしたらうまく自己コントロールできるのか、その"方法"を教えるのが「行動療法」だといえるでしょう。

"ごほうび"と"罰"について

行動療法を実践するうえで重要なカギを握るのが"ごほうび"と"罰"の与え方です。基本的に、上手にできたとき、望ましい行動がとれたときは、"ごほうび"をあげます。

学校では、たとえば、よいことをひとつしたり、苦手なことが１回成功したりしたら、そのつど子どもの好きなシールを１枚あげるといった"ごほうび"の与え方ができます。このルールは、ＡＤＨＤではない子どもにも適用して、みんなでシール集めを楽しむのもよいでしょう。

また、"ごほうび"はよい行いをしたときにすぐにあげることが大切です。「あとから」では効果がありません。時間が経つと、なにをほめられているのかがわかりにくくなってしまうからです。タイミングよく与える必要があるため、あらかじめ準備ができるものでなければなりません。その点、ほめることやハグはその場ですぐできますから効果的です。

一方、"罰"の与え方はより慎重になるべきです。ＡＤＨＤの子どもは自尊感情が低いため、叱責や罰はできるだけ与えないほうがよいといえます。

たとえば、大人の関心を引こうとしているならあえて無視をする、好ましい行動がとれた子どもをほめて、できなかった子どもにはなにも言わないといった態度をとるようにします。

効果的な"ごほうび"のあげ方

子どもの年齢や性格、好みなどで、効果的な"ごほうび"は違います。その子どもが喜ぶものがなにかを踏まえて考えましょう。よい行いをしたときにすぐにあげることが効果的です。

"ごほうび"に適したもの

●おやつ

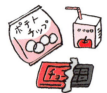

好きなお菓子やジュースをあげてもよい。ただし、満腹のときは効果が期待できないので、タイミングが重要

●ほめことばやハグ

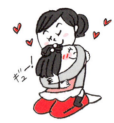

時や場所を問わずにすぐに与えられる"ごほうび"。ほめことばもハグもオーバーなくらいが効果的

●好きなことができる時間

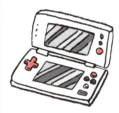

「ゲームを30分間してもよい」といったことも"ごほうび"にできる。逆に、手伝いなどを免除する方法もある

●おもちゃ

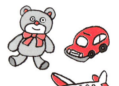

あらかじめ買っておき、難しい課題をなしとげたときなどに手渡すと効果的

行動療法で用いられる手法

手法①「トークンエコノミー」

「トークン」とは、乗り物やゲームで使うコイン(代用通貨)のことです。子どもが望ましい行動をとれたときに、決まった数のトークンを与え、子どもは目標数をめざしてトークンを貯め、不適応行動をとったときは貯めていたトークンが減らされるしくみです。子どもは"ごほうび"ほしさにトークンを貯めようとし、適応行動が増えるのです。

※トークンのかわりにポイントや点数を用いることもできます

トークンがプラスされる例
- 宿題を忘れずにできた　　　　　80
- きょうだいとけんかをしなかった　30
- 親の指示に従えた　　　　　　　 5

トークンがマイナスされる例
- きょうだいをいじめた　　　　　−20
- 親の指示に従えなかった　　　　−20
- 学校に忘れ物をしてきた　　　　−10

ごほうびの例
- 50点たまるごとにお菓子を100円分買える
- 100点たまるごとにゲームを30分間できる

手法②「タイムアウト／タイムイン」

子どもが不適応行動をとったときに、一時的に活動の場から退去させる手法で、室外に退ける場合を「タイムアウト」、室内の別の場所に退ける場合を「タイムイン」といいます。授業中の教室で有効な手法です。

例 授業中におしゃべりがやめられない子どもの場合

①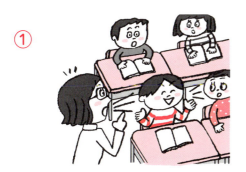

先生が「5つ数える間におしゃべりをやめないと、後ろの席に5分間座らなくてはなりませんよ」と警告する

②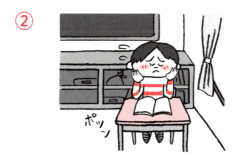

子どもは警告に従わなかったため、後ろの席に座らされる。授業に参加できないので、つまらないと感じる

③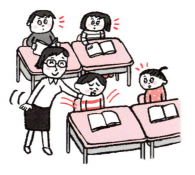

5分間経過したので、席に戻る

【実施する際の注意点】

退去時間は長すぎず、本人がつまらない、退屈と感じる程度でよいでしょう。頻繁に行うと、効果が薄れます。本人の行動に改善がみられたときは、ほめたり、トークンを与えたりします。

治療

治療法③ ペアレントトレーニング

「ペアレントトレーニング」とは

ADHDの子どもの症状（不適応行動）には、親をはじめとする周囲の人の接し方が大きな影響を及ぼします。つまり、子ども自身をかえるためには、親もかわらなくてはならないということです。

ADHDについて十分理解を深めたうえで、子どものつまずきを本人の目線でとらえて減らしていくために、親がどうふるまえばよいのかを学ぶのが「ペアレントトレーニング」です。

ペアレントトレーニングは、受講している時間よりも受講中に獲得したスキルを日常生活のなかで実践し続けることに大きな意味があります。

親として望ましい"接し方""ほめ方"などを、家庭のなかで日々実践していくなかで、子どもにも変化が表れるようになって不適応行動が減っていくと考えられています。

親子関係の改善にも有効

ADHDの子どもは親から叱られる経験を重ねてきたケースが多く、ストレスをためやすく、自信や意欲もあまりないことが少なくありません。

また、自分を肯定的に認めてくれない親に対する反発や不信感をもっている子どももおり、親子関係が悪化している場合もあります。

ペアレントトレーニングでは、子どもの不適応行動が故意ではなく、障害から起きているものであることを踏まえたうえで、好ましい行動がみられたときはほめることを親に求めています。

こうした姿勢で実践を続ければ、親が自分のことを理解してくれていると子どもが感じるようになり、信頼関係が築きやすくなります。また、子どもが自信をもて、自尊感情も高まることで、合併症の予防にもつながります。

親のストレスも軽減される

ペアレントトレーニングは親にとってもメリットがあります。

子どもへの見方、接し方が肯定的になることで、子育ての苦痛や困難さから解放されたり、ストレスが軽減され、抑うつ状態が改善される親もいます。子どもを叱ってばかりいる自分がいやになっていた親が、ほめる機会が増えることで、自分自身を肯定的にとらえられ、親自身の自尊感情も高められるのです。

ペアレントトレーニングに参加することで、自分と同じ悩みをもった仲間と交流できるのもメリットです。親どうしで情報交換をしたり、悩みを打ち明け合ったりすることで気持ちが楽になり、子育てや生活に前向きになれるでしょう。

「ペアレントトレーニング」とは、親がＡＤＨＤの子どもへの接し方を専門家から学び、実践訓練を行うものです。子どものつまずきのとらえ方や対応のしかたを改善することで、子どもの症状を改善することが期待できるとともに、親子関係も良好になります。

ペアレントトレーニングの内容

ペアレントトレーニングでは、子どもの行動に肯定的な見方、ことばかけをすることを求めます。そうすることで、子どもは素直になることができ、不適応行動が改善されやすくなります。

プログラムの例 （全10回程度のコースの場合）

1）**最初の1～2回目の導入時期**
親自身が子どもへの接し方を見つめ直し、改善点や課題を見つけたり、子どもの行動を観察する際にどこに注目すればよいのかを学んだりする

2）**コースの中盤**
望ましい親子関係を確立するためのテクニック（上手なほめ方や無視のしかた、トークンエコノミーやタイムアウトなど）や、園や学校との連携のしかたなどを学ぶ

3）**最終回**
これまでの成果を評価し、今後の取り組みにつなげる"まとめ"を行う

行っている場所
- 発達障害の親の会、家族会などのサポートグループ、ＮＰＯ団体
- 発達障害の専門外来がある医療機関
- 大学の研究センター
- 子育て支援センターや保健センターなどの行政機関

接し方の例

子どもの行動

食事に呼んでもすぐに来ずにゲームを続けていたが、5分後に自分で食卓についた

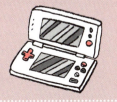

否定的なことばかけの例

なぜ呼んだらすぐに来ないの？

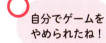
自分でゲームをやめられたね！

肯定的なことばかけの例

治療法④薬物療法 治療薬の種類と効果

代表的な治療薬

ＡＤＨＤの代表的な治療薬として、これまでコンサータ（一般名：メチルフェニデート塩酸塩）とストラテラ（一般名：アトモキセチン塩酸塩）が使われてきましたが、2017年になり、新たにインチュニブ（一般名：グアンファシン塩酸塩）という薬が小児用ＡＤＨＤ治療薬として認可されました。

このうち、コンサータは脳の中枢神経に作用する中枢神経刺激薬の一種です。それぞれ、作用する神経伝達物質が異なり、コンサータは「ドーパミン」、ストラテラは「ノルアドレナリン」、インチュニブは「ノルアドレナリン受容体」に働きかけ、ＡＤＨＤの人が滞りがちな神経伝達をスムーズにする効果があります。

3剤とも作用が異なるため、ひとつの薬で効果が表れなかったり、副作用が起こったりした場合に別の薬に切りかえることが行われています。

また、併存症や合併症があるケースなどでは、それらの障害への影響も考慮したうえで、より適した薬を選択することが求められます。

インチュニブが新たに選択肢に加わったことで、ＡＤＨＤの薬物療法の幅はさらに広がったといえます。

コンサータ

日本では、2007年までＡＤＨＤの第一選択薬として使われていたリタリンと同じ成分の徐放剤（薬の効き方がゆっくりで、薬効が長時間続く薬）です。現在は、リタリンにかわってＡＤＨＤの第一選択薬となっています。

コンサータには、神経伝達物質のドーパミンの働きを活発にする作用があることから、ドーパミンへの作用が症状改善になんらかの影響を及ぼしているのではないかと考えられています。ＡＤＨＤの子どもの脳のなかでは、ドーパミンの働き方が弱く、神経伝達がスムーズに行われていないことがわかっています。これは、神経細胞から放出されたドーパミンが過剰に再取り込みされてしまい、情報（電気的な信号）を送る先の神経細胞に情報がうまく伝わらなくなるからではないかといわれています（74ページ参照）。

コンサータは、このドーパミンの過剰な再取り込みを防ぐために、再取り込み口をふさぐ効果があります。

コンサータは子どものＡＤＨＤの7～8割に効果があることが知られています。効果は投与直後、または1週間以内に表れるため、効果の有無を早く見極めることができるのが特徴です。主な副作用には、食欲低下、不眠、頭痛、腹痛などがあります。

ADHDには効果の高い治療薬があります。薬が効いている間は特有の症状が抑えられ、生活上の困り感を軽減できるため、自尊感情を高めるうえでも有効です。現在、3種類の薬が認可されており、ひとつの薬が合わなくても、別の薬を使うことができます。

単剤療法と併用療法の考え方

現在の薬物療法では、どれかひとつの治療薬を選択する方法（単剤療法）が一般的です。今後は、2剤を組み合わせた併用療法がより広く用いられるようになる可能性があります。

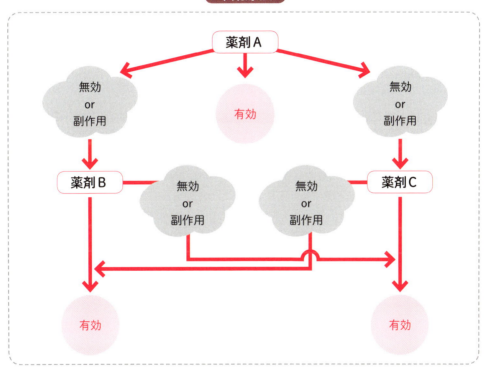

ストラテラ

ストラテラは主に、コンサータの副作用が著しいケースなどに第二選択薬として用いられることが多いのですが、第一選択薬として使用される場合もあります。神経伝達物質のノルアドレナリンが神経細胞から放出される際の再取り込みを阻害する作用があり、とくに脳の前頭葉でのノルアドレナリンの働きを活性化させることで、ＡＤＨＤの症状を抑制します。

ストラテラの効果が表れるには、投与開始から少なくとも2週間程度、安定的な効果を得るには6〜8週間かかります。頭痛、食欲低下などの副作用がありますが、コンサータよりも表れ方は弱く、コントロールもしやすいのが特徴です。

インチュニブ

インチュニブは、コンサータやストラテラとは異なり、神経伝達物質を活性化させるのではなく、情報を受けとる側の神経細胞内で、情報伝達がスムーズに行われるように作用する薬です。

ＡＤＨＤがある人は、ノルアドレナリン受容体の働きが弱いために、神経伝達の過程で受けとった情報が「ＨＣＮチャネル」から漏れ出ているのではないかと考えられています。インチュニブの成分は、ノルアドレナリン受容体に作用してその働きを高め、それによって「ＨＣＮチャネル」が閉じるため、情報が漏れなくなり、スムーズに情報伝達が行われるようになるのです。

インチュニブの効果は投与から約1週間

コンサータが効くしくみ

ドーパミンを活性化させるために、神経細胞のドーパミン再取り込みの働きを抑え、シナプス間隙（神経細胞と神経細胞の隙間）のドーパミン濃度を高めます。

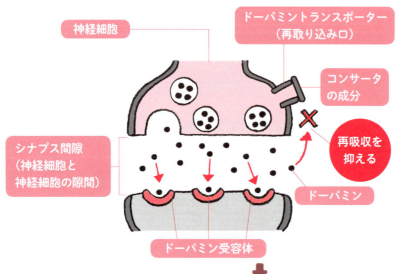

コンサータの成分がドーパミントランスポーター（再取り込み口）をふさぐことで、シナプス間隙のドーパミン濃度が高まり、ドーパミン受容体に結びつきやすくなる

ドーパミンによる神経伝達がスムーズに行われＡＤＨＤの症状が改善する

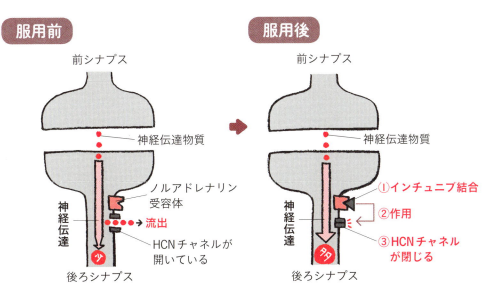

で表れます。副作用として、血圧低下（頭痛、めまい、ふらつきなど）、眠気などが起こる可能性があります。

インチュニブの主成分であるグアンファシンは、2005年まで、降圧剤（血圧を下げる薬）として使用されていましたが、効果が弱いため高血圧治療薬としての適応がなくなり、ＡＤＨＤ治療薬として再開発されたものです。

付随的に使われる薬

ノルアドレナリンの働きを活性化させるカタプレス（一般名：クロニジン塩酸塩）もＡＤＨＤに効果があることがわかっており、使用される場合があります。

このほか、抗うつ薬（ＳＳＲＩなど）、抗てんかん薬（カルバマゼピン、バルプロ酸ナトリウムなど）、抗精神病薬（リスペリドン）が使われることもあります。

ただし、これらの薬は併存症や合併症の改善を目的として投与されるものです。抗うつ薬は生活上の困難から気分の落ち込みや不安が激しいとき、抗てんかん薬はてんかんの併存があるとき、抗精神病薬は主に自閉症スペクトラム障害の併存があるときに用いられます。

治療

治療法④薬物療法
服薬の方法と注意点

少量からはじめて適量を定める

　ＡＤＨＤに対するコンサータの投与方法については、ガイドラインが定められており、初回は、1日1回（通常は朝）、6〜10歳児の場合は18mg、11歳以上であれば27mg投与します。

　日本では、コンサータは18mg、27mg、36mgの3種類のカプセルがあり、体重の重い子どもには、これらを組み合わせて適量を投与します。

　初回の投与方法を1〜2週間続け、十分な効果が得られないときは、1日54mgを最大量として増やしていき、症状がおさまった投与量を適量とします。

　また、コンサータは「徐放剤」と呼ばれ、服用後、有効成分が少しずつ放出されるタイプの薬です。薬効が12時間持続するため、朝1回服用すれば、夕方まで服用

ADHD治療薬の特徴

	コンサータ	ストラテラ	インチュニブ
薬の種類	中枢神経刺激薬	非中枢神経刺激薬	非中枢神経刺激薬
作用する神経伝達物質	ドーパミン	ノルアドレナリン	ノルアドレナリン受容体
効果の発現時期	投与直後または1週間以内	投与開始から2週間、安定した効果が得られるまでに6〜8週間	投与開始から1週間程度
服薬回数	1日1回（朝）	1日2回（朝、夕）	1日1回（任意）
効果の持続時間	1回の服用で12時間	2回の服用により薬効が途切れることなく持続する	1回の服用により薬効が途切れることなく持続する
副作用の症状	頭痛、腹痛、食欲不振、体重減少、不眠など	頭痛、食欲不振、眠気など	低血圧、頭痛、眠気など
適応年齢	6歳以上	6歳以上	6〜18歳
薬の形状	錠剤（カプセル様）	錠剤または液剤	錠剤
処方の条件	規制薬（承認を受けた医師のみ処方できる）	一般薬（どの医師でも処方できる）	一般薬（どの医師でも処方できる）

薬の種類により、効果の持続時間や副作用などに違いがあり、服用方法も異なります。用量は、医師が効果と副作用をみながら時間をかけて調整していきます。服薬にあたっては、医師の決めた用法をしっかり守ることが大切です。

の必要はありません。中枢神経に刺激を与える薬であるため、午後に服用すると、寝る時刻になっても目が冴えて眠れなくなるおそれがあります。通常、子どもの学校での活動は昼間に集中しますから、朝服用して12時間症状が抑えられれば大きな問題はないでしょう。

副作用への対応

コンサータには、頭痛、腹痛、不眠、食欲不振などの副作用が起こることがあります。どの副作用も深刻なものではありませんが、人によってはそれらの副作用が生活に影響を及ぼすケースもあります。たとえば、食欲が著しく減退し、体重が減少してしまうケースもあるかもしれません。そうした場合は、服薬をいったん中断する必要があります。

コンサータが合わないときは、ストラテラやインチュニブに切りかえることも可能です。ストラテラは副作用が比較的軽いぶん効果もやや弱めで、服薬をはじめてから効果が表れるまでに時間がかかるのが特徴です。効果の持続時間は短いのですが、1日2回服用でき、薬効を夜まで保つことができます。

一方、インチュニブは1日1回の服用で、1日中薬効を保つことができます。

副作用の出方には個人差があるので、心配な症状が表れたり、服用に不安を感じたりしたときは、医師に相談するようにします。医師に相談なく、親や本人の判断で、服薬をやめたり、用量をかえたりしないようにしましょう。

子育てmemo

薬を飲むことへの不安

ＡＤＨＤは治らないため、薬を一生飲み続けなければならないのではないかといった心配があるでしょう。しかし、症状の程度やほかの治療法による効果にもよりますが、長年薬を飲み続けなければならないのはまれなケースで、多くは数年間で中止できます。

むしろ、薬の効果で自分をコントロールできる経験を積むことで、やがて、薬に頼らずにすむようになることも少なくありません。

重要なことは、薬だけに頼るのではなく、環境変容法や行動療法などをうまく組み合わせて、子ども自身が好ましい行動をとれるように周りが支援することです。

子ども自身も発達を続けますから、親や先生の適切な指導や介入が助けとなり、次第に自分で問題を回避する行動がとれるようになっていきます。

治療

親や先生に求められる姿勢

特性を理解し得意なことを伸ばす支援を

　ADHD特有の不注意、忘れやすさ、落ち着きのなさ、衝動性などは、本人の努力だけでは克服することはできません。忘れないために本人にメモをとらせるといった一通りの努力はさせますが、それで"忘れ物を完全になくせるわけではない"ということを親も先生も理解しましょう。

　ですから、「訓練でなんとかなる（する）」という考え方ではなく、忘れっぽくても、落ち着きがなくても困らない状況にしてあげるのが本当の支援です。

　ADHDの治療の目標は、特性を"かえる"ことではありません。ADHDの支援は、特性を"受容する"ところからはじまるととらえる姿勢が大切なのです。

　また、苦手なことを克服させることもすべきではありません。できないことへチャレンジする姿勢は大切ですが、その経験がADHDの子どもの場合は、劣等感や自己否定につながりかねません。

　ふだんから叱られることが多く、評価される機会が少ないADHDの子どもがこうした挫折を味わえば、自尊感情はさらに低下してしまうでしょう。

　それよりも、本人が好きなことや得意なことにより多く取り組ませて、達成感や充足感を覚えさせ、さらに高みをめざしたいという意欲や向上心を引き出すほうが子もの幸せにつながります。

　親や先生も、子どもが自信をつけながら成長する姿を応援するほうが、張り合いがあります。

　ADHDの子どもへの接し方で最も大切なことは、子どもの自尊感情を高めることに尽きるといっても過言ではないのです。

視覚情報を有効に使う

　ADHDの子どもは聴覚よりも視覚のほうが優位に働く傾向があります。大切な指示やわかりにくい内容を伝えるときには、絵や写真、文字が書かれたものを同時に見せたり、大人が実演して見せたりすることで、より理解を促すことができます。

簡潔なことばで伝える

　指示や注意は、短いことばで伝えることが大切です。理由を長々と述べたり、不適切な行動の事例を列挙して説明したりすることは、むしろ逆効果になります。

　まずはひとつの指示を出し、子どもが指示に従ったあとに次の指示を出すというように、小分けにする必要があります。

叱らずにほめる

　ADHDの子どもへの基本的な接し方は、"できるだけほめること"と"できるだけ叱らないこと"です。

　本人にとって"進歩"であるなら、おおい

環境変容法や行動療法を実践し、成果をあげていくためには、親や先生が子どもに寄り添う姿勢をもつことが大切です。子どもが大人を信頼すれば支援を素直に受け入れるようになり、能力を発揮したり、ソーシャルスキルを向上させたりすることができるようになります。

にほめるべきでしょう。

ほめ方にもコツが必要です。その場ですぐにほめること、わかりやすくほめること（喜びの表現をストレートに示す）を心がけます。

一方、叱る行為は行動の改善効果があまり期待できないばかりでなく、子どもの自尊感情を損なうため極力避けます。叱るかわりに無視をしたり、その場から立ち去ったりすることが有効です。

その際は、感情を出さずに、冷静な態度をとるのがコツで、こうした態度だけでも、子どもは自分が受け入れられていないと察することができます。

"苦手の克服"よりも"得意を伸ばす"

苦手なことにチャレンジしても成果が得られにくく、ますます自信を失わせることになります。得意なことに取り組ませて能力を伸ばし、成功する喜びや達成感を味わわせるほうが、自尊感情を育むうえでも有効だといえます。

苦手分野の克服
努力を要するが成果が得られにくく、失望感や劣等感をつのらせやすい

得意分野を伸ばす
努力によって大きな成果が得られやすく、達成感や自信を得やすい

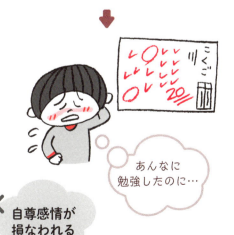

× 自尊感情が損なわれる

あんなに勉強したのに…

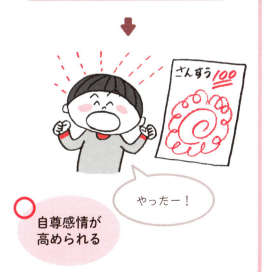

○ 自尊感情が高められる

やったー！

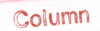

大人のADHD

大人になってから発症する可能性も

ADHDは、長い間「子どもの障害」であると信じられてきました。日本よりもADHDについての認知が早かったアメリカにおいてさえ、1999年に50代でADHDと診断された男性が、珍しい症例として学術雑誌に報告されたほどです。

日本ではやっと最近になって、精神科の医師の間にも成人のADHDが少しずつ広まってきましたが、最近、ADHDの研究がすすんでいるアメリカから、大人のADHDについて驚くべき2つの調査結果が報告されました。

ひとつは、子どもと大人の症状の違いについてです。本書のなかでも触れていますが、大人のADHDはこれまで、うつや不安障害などの二次障害の症状が前面に出ているもので、困難もそれに関するものだと考えられていました。下の表は、アメリカで大人になってADHDとわかった人が、精神科を受診するきっかけとなった症状です。この表を見ると、不安障害やうつなどの症状もありますが、大人のADHDの人の困りごとして前面に出ている症状は、子どものADHDの困難と基本的にはかわらないのです。

もうひとつは、成人でADHDと診断された人の多くが、子ども時代にはADHDの症状がみられず、成人期になってはじめて症状が現れた人であるということです。

いずれにしても、こうした成人のADHDについての新知見は、ADHDは「子どもの障害である」という常識が、もはや成り立たないということを示しています。

●受診時の症状

訴えの多い順	患者自身がはじめからADHDを疑って受診	患者自身はADHDを疑わずにほかの主訴で受診
1	集中力低下	集中力低下
2	考えをまとめることができない	考えをまとめることができない
3	仕事（企画）を最後まで完遂できない	仕事（企画）を最後まで完遂できない
4	不注意	不注意
5	学業不振	学業不振
6	時間管理の問題	認知的な障害
7	感情抑制困難	感情抑制困難
8	衝動性	易疲労性
9	不安	不安
10	仕事の効率が悪い	うつ

出典：Faraone, SV, et al.: Attention-Deficit/Hyperactivity Disorder in Adults. Arch Intern Med. 164:1221-1226, 2004.

4章

園・学校や家庭でできるサポート

子どもの抱えるつまずきや、不適応が起こる場面は一人一人違います。さまざまなサポートを試しながら、目の前の子どもに合った対応法を探っていくことが大切です。

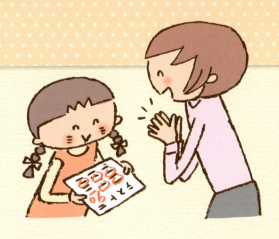

1 人の話を聞く

ADHDの子どもは、声による働きかけだけでは気づきにくい場合があります。話を聞きとりやすい環境を整えたり、特別に注意を喚起したりして、本人が注意を向けやすい話し方を工夫します。

＊サポートのヒント＊

 1　外の音や景色、掲示物などの刺激が入ってこない環境を整える

 2　話す前に、肩などを軽くたたいて注意を向ける

 3　自分が子どもに近寄るか、子どもに近寄らせて話す

 4　たびたび子どもと視線を合わせながら話す

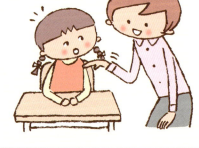

 5　「わかる？」などと、ときどき話を聞いているか確認する

 6　口頭だけでなく、文字や絵、プリントなどを一緒に見せる

 7　補助の先生に横についてもらい、話を聞くよう注意してもらう

 8　集団に向けて話したあと、個別に同じ話をもう一度する

9　話は短く簡潔にまとめる

 10　適度な大きさの声と淡々とした口調で、重要な事柄のみを話す

園・学校での対応のポイント

聞きとりやすい環境づくりを

集団に向けた話は個人には届きにくいため、基本的には個別に伝えます。また、教室では座席に対する配慮も必要です。先生の目や声が届きやすい前方の席で、廊下や校庭からの音などが届きにくい中央寄りの席がベストでしょう。情報量が多いときは、内容をまとめたプリントを配布し、それを見ながら話が聞けるようにします。

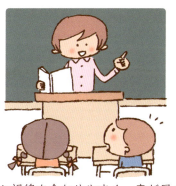

先生と視線を合わせやすく、声が届きやすい前方の中央寄りの座席が望ましい

家庭での対応のポイント

周りからの刺激を排除する

子どもに話をするときは、テレビやゲームを消してから話しはじめるようにします。とくに話をしっかり聞かせたいときは、子どもを静かな小部屋などに呼び、きょうだいなどを遠ざけて2人きりで話をするとよいでしょう。子どもを注意するときは感情的になりがちですが、短いことばで重要なことのみを淡々と言うほうが効果的です。

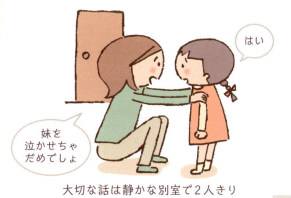

大切な話は静かな別室で2人きりになって話すと伝わりやすい

これはNG!

* 大声で怒鳴ったり、威圧したりするような口調で注意を向けさせようとする

* わざと小声で話しはじめ、子どもが周りのようすを察して気づくのを待つ(子どもの注意力を試すようなやり方は効果がない)

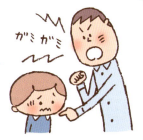

2 指示に従う

子どもが指示に従わないケースは、指示がきちんと理解できていない場合と、指示がわかっているのに行動に移せない場合とに分けられます。原因によって対応のしかたもかわってきます。

＊サポートのヒント＊

1. 指示は一度にひとつだけ出す

2. わかりやすいことばで簡潔に指示する

3. 口頭だけでなく、文字や絵で示したり、実演して見せたりする

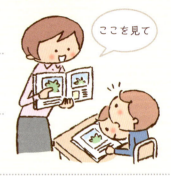
ここを見て

4. 指示を覚えているかを確認し、忘れていたら再度伝える

5. 指示内容がわからなかったり聞きそびれたときは、先生に聞いて確かめるよう指導する

6. 指示内容を理解したか確認し、理解していなければ個別に説明する

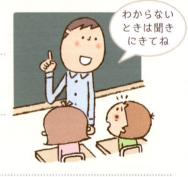
わからないときは聞きにきてね

7. 指示に従っている子どもをほめて、手本にするよう促す

8. 本人なりの理由があって従えないときは、「5分後にやる」「グループをかえる」など、条件をかえることで従うことを約束させる

9. 従いたくない意思があるときは、いったんその場を離れて気持ちを切りかえさせてから取り組ませる

園・学校での対応のポイント

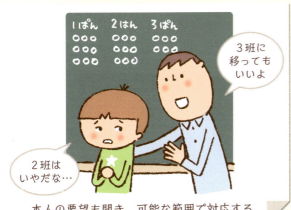

本人の要望も聞き、可能な範囲で対応する

従えない理由を聞いて対処する

指示内容を理解していながら従わないときは、その子なりの理由があると考えられます。どうやったら指示に従えるのか本人と話し合い、子どもの要求する条件のうち譲歩できる部分は譲歩し、指示に従うよう約束させます。指示に従えたときは、本人の努力を認めてしっかりほめて、子どもに「指示に従ってよかった」と思わせることが大切です。

家庭での対応のポイント

指示内容を書いて手渡す

指示に従えないときに叱るのではなく、いつならできるのか本人と話して約束させましょう。約束通り指示を守れたときにはほめます。指示された内容をうっかり忘れてしまったり、どの順番にやるのかわからなくなってしまったりしたときのために、指示内容を書面やメモにして手渡しておくとよいでしょう。

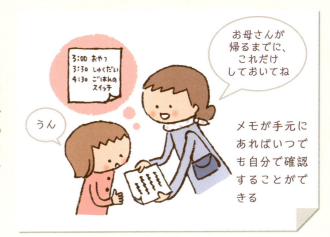

メモが手元にあればいつでも自分で確認することができる

* 指示に従えない理由も聞かず、頭ごなしに叱りつけたり、罰を与えたりする

* 「言われないとわからないの？」などというように、含みをもたせた言い方をする（本人が察して動くのを待つ方法は効果がない）

3 着席する

じっと着席していることができずに、体が動いてしまったり、立ち歩いてしまったりする子もいます。一定のルールのもとで離室を許したり、配り係を担当させたりして、限定的に離席を許容します。

サポートのヒント

1. 立ち歩きの原因となるような周囲の刺激をなくす
2. 本人が受け入れやすい座席にするため、隣に座る子を配慮する
3. じっと着席できているときに、たびたびほめる
4. 課題が終わったら先生に見せにくるように伝え、手持ちぶさたにさせない
5. タイマーを使って着席の残り時間を示す
6. 離席の許可を求めるサインを決めておき、サインを出せたら離席を許す

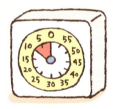

7. ルールを決め、守ることができれば一定時間の離席や離室を許す
8. 離席や離室をしても、ルールや約束通りに戻ってこられたときはほめる
9. 配り係や黒板係を担当させて、離席を許容する
10. 着席していられれば、読書や手あそびを許容する

園・学校での対応のポイント

離席の機会をあえて増やす

配り係や黒板を消す係などを担当させて、たびたび離席できるようにしてあげると、本人にとってはガス抜きになります。また、問題を解き終わったら先生のところに見せにくるようにしたり、指名して黒板にこたえを書かせたり、前に出て発表させたりして、着席しなければならない時間を減らす配慮もすべきでしょう。

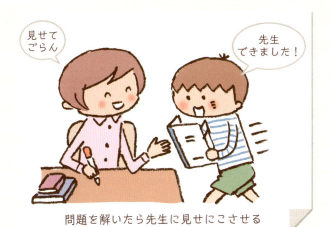

問題を解いたら先生に見せにこさせる

離室のルールをもうける

一定のルールのもとで離席や離室を許容します。たとえば、行く場所と戻ってくる時間を先生と約束したうえで、短時間離室することを許すといったルールをもうけます。離室の頻度や時間が減ったり、離室のかわりに教室内の別の場所で過ごせるようになるなど、席や教室にとどまれる時間が延びて、進歩がみられたらほめます。

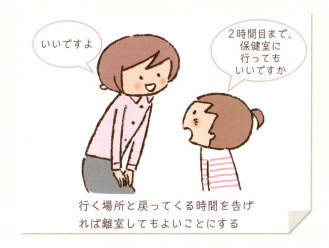

行く場所と戻ってくる時間を告げれば離室してもよいことにする

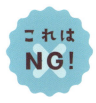
これはNG!

* 離席や離室しようとする子どもを力ずくで押さえつける

* 離室を黙認する（ほかの子に"先生から見放されている"と感じさせてしまう）

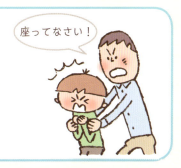

4 おしゃべりをしない

授業中おしゃべりをしてはいけないことがわかっていても、衝動にブレーキがかけられずに声を出してしまうことがあります。おしゃべりしにくい環境を整えたり、発言のルールを定めたりしましょう。

＊サポートのヒント＊

1. おしゃべりをしない子どもを周りに置いた座席にする
2. おしゃべりがやめられたら、すかさずほめる
3. 黙っている子どもを名指ししてほめる
4. 「声のものさし」を示して、声を「ゼロ」の大きさにすることを伝える
5. 「挙手」→「指名」→「発言」という発言のルールを決めて掲示しておく
6. 話してもよい時間なのか、だめな時間なのかがわかるようなマークを、常に黒板などに示しておく
7. 「しずかに」の絵カードを見せる
8. 班で話し合う機会をつくり、短時間でも話してよい時間をもうける
9. 発言のルールが守れていないときには、発言のチャンスを与えない

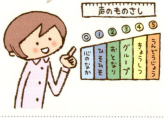

声の大きさは「ゼロ」にします

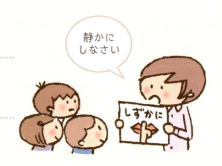

静かにしなさい

園・学校での対応のポイント

視覚情報を用いて知らせる

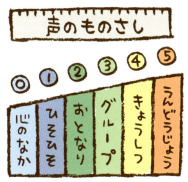

「声のものさし」や「絵カード」を用いて伝える

ADHDの子どもは、聴覚刺激よりも視覚刺激のほうに敏感な場合もあるため、口頭で「静かにしなさい」と注意するより、「しずかに」の絵カードや、「声のものさし」で声の大きさを視覚的に示したほうが有効です。また、発言のルールを忘れてしまってもいつでも確認できるように、目立つところに掲示しておきましょう。

授業にメリハリをつける

授業に、話してもよい時間とだめな時間のメリハリをつける工夫も必要です。班で話し合う時間や発表の機会をつくり、本人が思い通りに話せるチャンスをあげると衝動を抑えやすくなります。よい発言をしたときにはしっかりほめることも重要です。評価され充足感が得られると、おしゃべりで自己アピールをしようとしなくなります。

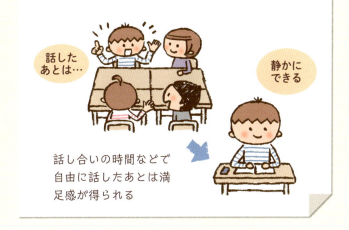

話し合いの時間などで自由に話したあとは満足感が得られる

---

* 大きな声を出して、威圧するように叱る
* 「注意してもわからない子だから」と、ルール違反をしていても発言のチャンスを与える

5 すぐに取りかかる

すぐに取りかかれない理由を明らかにする必要があります。気づいていないときは個別に声をかけ、やり方がわからずはじめられない子には、最初の部分を手伝うなどのサポートが求められます。

＊ サポートのヒント ＊

1. 全体への指示のあとに、個別に声をかける

2. 取りかかるまでの時間を区切って示す

3. 疲れているなどの理由があるときは、少しだけ猶予を与えて待つ

4. 終わらせる時間を示し、タイマーなどで残り時間を知らせる

5. 窓を閉める、片づけるなど、気が散りにくい環境を整える

6. やり方がわからない子には、再度個別に説明をする

7. なにからはじめてよいかがわからない子には、行程を示す

8. 内容が難しすぎてできない場合は、最初の部分だけを手伝う

9. 課題が終わったあとに、好きな活動を用意しておく

10. 課題に取りかかれたら、すかさずほめる

11. どうしても気乗りしない課題の場合は、別の課題を用意する

園・学校での対応のポイント

タイムリミットを示す

ＡＤＨＤの子どもは時間感覚がうとく、最後に追い上げればなんとかなると楽観しているところがあります。また、限られた時間内でどれくらい課題がこなせるかという見積もりも甘くなりがちです。「○時まで」と具体的に時間を区切って示し、タイマーなどを置いて、視覚的に残り時間を理解させる必要があります。

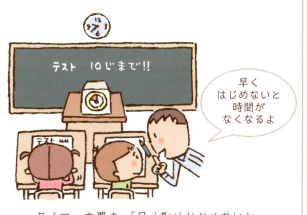

タイマーを置き、「早く取りかからないと間に合わなくなる」という意識をもたせる

スタート部分だけをサポートする

課題のどこから手をつけたらよいのかわからない、内容が難しくてできないといった子の場合は、最初の部分だけを個別に手伝ってあげることで、続きがスムーズにできることもあります。ただし、できる部分は一人でやらせるようにし、手伝いすぎないよう注意します。心配なときは、手を出さずに見守ってあげるとよいでしょう。

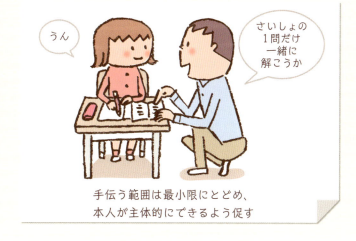

手伝う範囲は最小限にとどめ、本人が主体的にできるよう促す

* 「いつになったらはじめるの！」などと頭ごなしに叱る

* 「なまけているだけ」「わがまま」と決めつける

6 授業や宿題に集中する

ADHDの特性のために集中できないことを踏まえ、非難しないようにします。子どもの集中力を高めようとするのではなく、短時間で取り組めるようにするなど、ほかの部分で工夫をしましょう。

※ サポートのヒント ※

1. 外の音や景色、掲示物などの刺激が入ってこない環境を整える
2. 授業中に巡回を頻繁に行い、個別の声かけの回数を増やす
3. 問題は一度に多く出さず、小分けにする
4. 課題や宿題の途中に小休止を入れる
5. 「見る」「聞く」「書く」「話す」など、授業形態に変化をつける
6. できたところまででも、おおいにほめる
7. 難しくてできない場合は、個別にやさしい内容にかえる
8. 得意な科目、好きな課題から先にはじめさせる
9. どの課題をやるか複数の選択肢から選ばせる
10. 宿題が進まない子には、親などが一緒についてサポートする

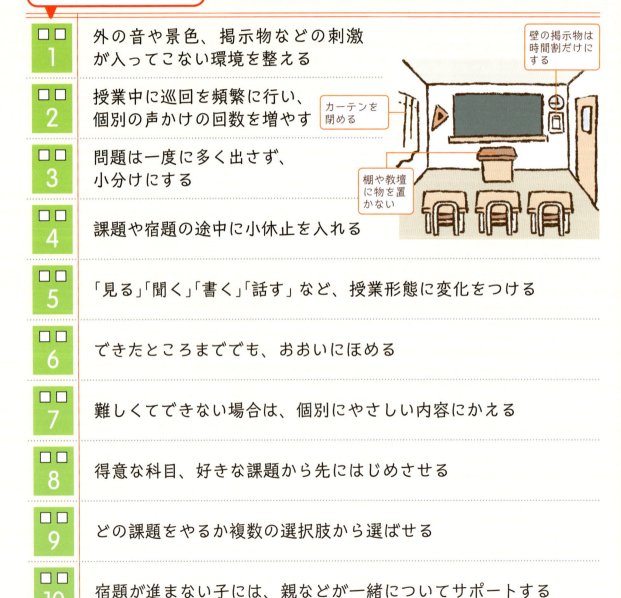

- 壁の掲示物は時間割だけにする
- カーテンを閉める
- 棚や教壇に物を置かない

園・学校での対応のポイント

授業形態のバリエーションを増やす

ＡＤＨＤの子どもは、先生の話を聞くだけの受け身的な授業では集中力がもちません。音読させたり、ノートやプリントに書かせたり、質問にこたえさせたりするなど、いろいろなパターンの学習形態を組み合わせて授業に変化をもたせましょう。飽きっぽいＡＤＨＤの子どもにとっては、変化に富んだ授業のほうが興味をもちやすくなります。

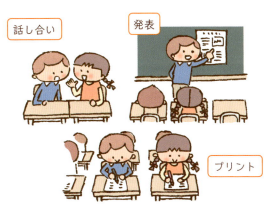

子どもが飽きないように、1時間の間でも授業形態をいろいろかえてみる

家庭での対応のポイント

宿題につまずいたら部分的に手伝う

宿題に取り組むとき、ＡＤＨＤの子どもは一人で集中力を維持しながら最後までやり終えることが困難な場合があります。可能であれば、宿題をはじめるときだけでも親が横について一緒に問題を読んだり、解き方を考えるのにつきあったりすることが望ましいでしょう。子どもがヘルプを出してきたら、そばに行って対応するようにします。

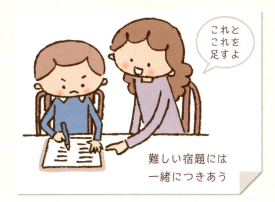

難しい宿題には一緒につきあう

* 「集中できないのはやる気がない証拠」などと非難する
* 「集中力を養うための訓練」と称して、長時間机に向かう練習をさせる

7 最後までやり遂げる

飽きっぽい面があり、課題を途中で投げ出してしまう子もいます。一気にゴールをめざそうとせず、目標を下げて段階的にゴールに近づけるように、スモールステップの手法を用います。

✻ サポートのヒント ✻

 1　気が散る要素の少ない座席で取り組ませる

 2　スモールステップで段階を踏みながらゴールに到達できるようにする

 3　課題の到達度が高すぎるときは、個別に低い目標を設定する

 4　いつまでにどこまでやればよいかの見通しをもたせる

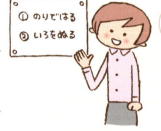

 5　ときどき小休止を入れる

 6　質問や相談がしやすいよう、先生の近くで課題に取り組ませる

7　活動の合間に、「がんばっているね、えらいよ」「その調子」などと、取り組み姿勢をほめることばをかける

 8　集中力を保つため活動の前に全員で運動をしておく

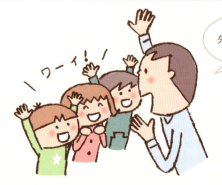

園・学校での対応のポイント

課題を小分けにして段階的に進める

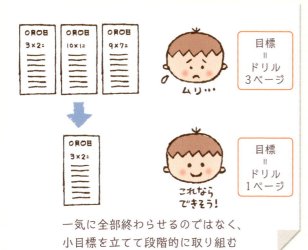

一気に全部終わらせるのではなく、小目標を立てて段階的に取り組む

高い目標に向けて一気に突き進むことが困難な場合は、課題を小分けにしてそれぞれに目標を定め、最終ゴールに向けて、無理なく段階的にステップアップさせます。小目標があると、そのつど達成感を味わえ、次のステップに向けてやる気も起こりやすくなります。人より時間がかかっても、確実に段階を踏むことが本人の自信につながります。

先生がそばにいるとがんばれることも

途中で飽きてしまったり、やり方がわからなくなったりすることで、先に進めなくなってしまう子どももいます。先生がそばにいてくれると質問や相談がしやすいので、つまずきが減るとともに、先生の目があるので緊張感も保てます。また、先生がときどき声をかけてくれると、それが励みになってがんばれるという子もいるでしょう。

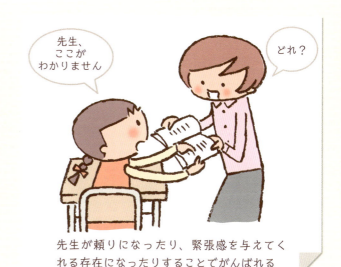

先生が頼りになったり、緊張感を与えてくれる存在になったりすることでがんばれる

これはNG!

* やり終えるまで「帰れない」や「休み時間なし」などの罰を与える
* 「どうせ無理だから」と、やりかけのまま終わらせても大目にみる（ほかの子どもに不公平感が生じるうえ、本人も達成感が得られない）

8 ていねいに取り組む

量をたくさんこなすことや、早く終わらせることをめざしてミスが多かったり、雑な仕上がりになってしまったりする子がいます。時間をいっぱい使うこと、見直しをすることなどの重要さを教えます。

＊ サポートのヒント ＊

 ていねいに取り組み１回で終わるほうがよいことを理解させる

 こなす量や速さは競っていないことを明確に伝える

 終了時間を伝え、時間いっぱい使うように指導する

 完成の見本を示し、具体的な目標をもたせる

 「はみ出していなければよし」などと、評価の基準を具体的に示す

 ていねいにできたときはほめる

 早くできたことやたくさんできたことをほめないようにする

 課題の量を極端に少なくし、質を重視する

 テストなどを提出する前に、見直しをする習慣をつけさせる

 最後にできた人が１番になるようなゲームを体験させる

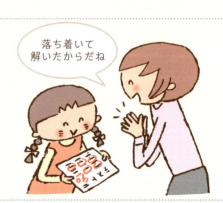

落ち着いて解いたからだね

園・学校での対応のポイント

時間いっぱい使うことのメリットを教える

早く終わらせてミスが多いほうと、時間いっぱい使ってミスが少ないほうのどちらが高い評価を得られるか考えさせましょう。先生がふだんから「ていねいにやりなさい」と言っていれば、子どもは迷わないはずです。日ごろから安易にスピードを要求しないことや、たくさんできることをほめすぎないことが大切です。

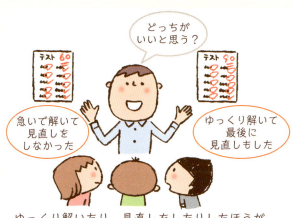

ゆっくり解いたり、見直しをしたりしたほうが、よい点がとれることを納得させ、ていねいにやることのメリットを伝える

「ていねいさ」を具体的に示す

「ていねいにするってどうすればいいの？」と思う子もいるので、どうすることがていねいなのかを示す必要があるでしょう。たとえば、作文を書くときに「習った漢字は使う」「マス目からはみ出さないように字を書く」というように、そのつど具体的に指導します。

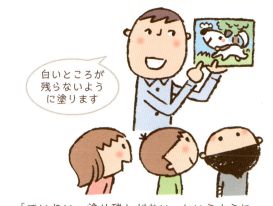

「ていねい＝塗り残しがない」というように、具体的に説明することが大切

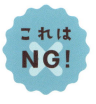
これはNG！

★ 出来のよしあしを評価する（ていねいに取り組んでもうまくできない子もいる）

★ 「いい加減な子」「雑な性格」など人間性を否定するようなことを言う

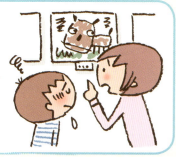

9 切りかえる

気持ちや行動の切りかえが苦手な子もいます。特有の過集中がある場合は、時間の経過や周囲の状況がみえなくなるため、ときどき声をかけて、切りかえに向けた心の準備を促す必要があります。

＊サポートのヒント＊

1. 活動時間を先に伝えておく
2. 切りかえの前に個別に声をかける
3. 切りかえの前に、段階を踏みながら「あと○分」とこまめに知らせる
4. タイマーを置いて、残り時間が視覚的に確認できるようにする
5. あそびや読書に没頭してしまう場合は、おもちゃや本を一時的に預かる袋（「あとで袋」など）に入れる
6. 上手に切りかえられたときはしっかりほめる
7. 感情が高ぶっているときは、冷静になったころを見計らってから納得させる
8. 「まあいいや」「しかたない」など自分を納得させる合いことばを決める
9. あそびや読書を中断しても、あとで続きができることを約束する

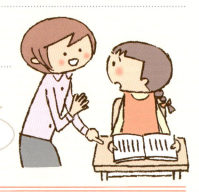

園・学校での対応のポイント

切りかえに向けた見通しをもたせる

活動にかけられる時間やあそべる回数などは、前もって決めて約束しておきます。そのうえで、活動がはじまったら「あと10回」「あと5回」「あと3回」というように、切りかわりのタイミングを段階的に知らせるようにします。本人が「切りかえなくては」と心の準備がしやすいように、カウントダウンしていく方法が有効です。

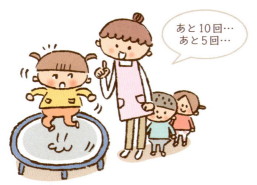

カウントダウンしながら切りかわりのタイミングを段階的に知らせると、心の準備がしやすくなる

中断してもあとで続けられることを説明する

関心の高い活動に過集中してやめたがらないときは、中断してもあとで続きができることを説明して納得させましょう。使っていたおもちゃなどを一時的に預かる袋や箱などに入れて、「あとでまた出してあげるからね」と約束します。約束はうやむやにせず、必ず守ります。中断してもあとでできるとわかれば、本人も従いやすくなります。

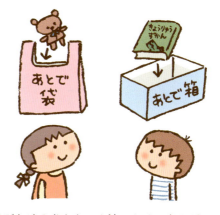

あそびかけのおもちゃや読みかけの本を預かり、あとで続きができることを約束する

これはNG!

* 本人が納得しないまま、切りかえを強要する
* 事前に告知せずに、いきなり切りかえを要求する

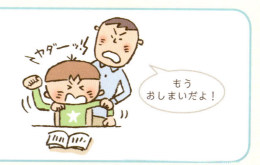

10 待つ

衝動性があると状況に応じて待つことが難しく、別の行動をとったり、不適切なことばを発してしまったりしやすくなります。待ち時間の見通しをもたせるなど、待ちやすくなる対応をします。

✲ サポートのヒント ✲

 1 「割り込みの禁止」など、並んで順番を待つルールを理解させる

 2 ルールを忘れているときは思い出させる

 3 待っている間になにをすればよいかを具体的に示す

 4 待てない子には「こっちを見て」と合図を出して、注意を引きつける

 5 衝動的に行動・発言してしまう子には、思いついたときに「3つ数える」などの"自分ルール"を決めて実践させる

 6 待っている間「あと○人」とたびたび伝え、順番が近づいていることを理解させる

 7 しっかり待てたときはおおいにほめる

 8 ルールを守れなかったときはとりあわない

 9 いつまで待てばよいか、見通しをもたせる

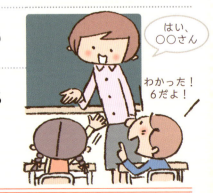

園・学校での対応のポイント

待っている間に なにをすべきかを示す

待ち方がわからないために別の行動をしてしまう子もいます。たとえば、「テストがはじまるまで手をひざの上に置いて待つ」「順番が回ってくるまで漢字練習をする」など、やることを具体的に示しましょう。「○○をしてはダメ」というように、してはいけないことを言うのではなく、「△△をする」というように、肯定的な表現を用いるほうが効果的です。

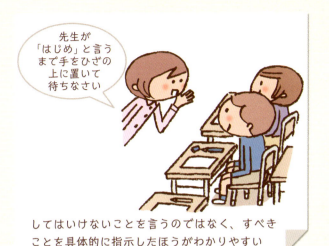

先生が「はじめ」と言うまで手をひざの上に置いて待ちなさい

してはいけないことを言うのではなく、すべきことを具体的に指示したほうがわかりやすい

一瞬注目させてから 説明を聞かせる

衝動性が高く、説明を聞かずに活動を勝手にはじめてしまう子に対しては、「待ってて」や「聞いて」という言い方より、「こっちを見て！」というような強いことばのほうが、より効果があります。一瞬でも動きを止めてこちらに注目させることができれば、それをきっかけに説明を聞こうという気持ちに切りかえられる可能性があります。

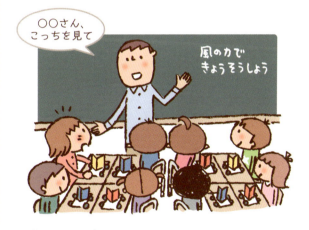

○○さん、こっちを見て

説明を聞かずにはじめてしまう子には、インパクトを与えて注目させる必要がある

これは NG!

* 待てなかったことに対する厳しい罰を与える

11 ルールに従う

きまりやルールをわざと破っているのではないことへの配慮が必要です。ルールが守れない背景を探り、どうやったら守れるか、守れなかったときはどうするかを指導します。

✱ サポートのヒント ✱

 1　ルールはできるだけ単純化し、数、内容ともに覚えやすいものにする

 2　ルールが守れている子どもを名指ししてほめる

 3　ゲームや競技のルールは開始前に全員で確認しておく

 4　ルールは目につくところに常に掲示しておく

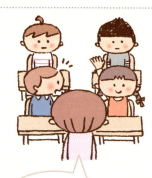
○○さん、発表のルールが守れて素晴らしいですね

 5　ルールを破りそうになっても行動を改められたときはほめる

 6　うっかりルールを破ったときにはすぐに謝ることを教える

 7　ルールを忘れていたり、悪気がないときは"許す"という雰囲気をつくる

 これはNG!

✱ うっかりルールを破ってしまった子をひどく叱ったりペナルティを与えたりする

✱ どんなルール違反も許さないような雰囲気をクラス内につくる

園・学校での対応のポイント

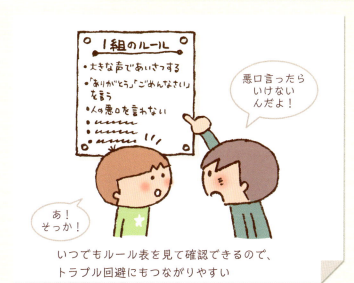

ルールは目立つ場所に掲示しておく

クラスのルールは教室の目立つところに掲示しておき、だれもがいつでも確認できる環境を整えておくことが求められます。ルールを間違えて覚えていた子も掲示を見ればすぐに誤りに気づくことができ、トラブル防止にもつながります。ルールの項目は多すぎないこと、わかりやすいことばで簡潔に書くことがポイントです。

いつでもルール表を見て確認できるので、トラブル回避にもつながりやすい

ルール違反をしたら素直に謝ることを教える

悪気はなくてもルール違反をしてしまったときは、すぐに謝ることを教えます。また、相手がきちんと謝ったら許してあげるよう指導します。たとえば、「3秒以内に謝れば許す」といったルールにしてもよいかもしれません。ルール違反を厳しく取り締まりすぎて、クラス内がギスギスした雰囲気になることは避けます。

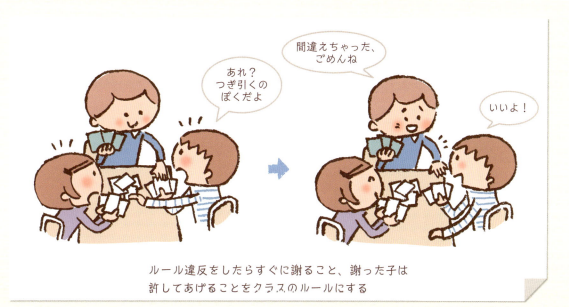

ルール違反をしたらすぐに謝ること、謝った子は許してあげることをクラスのルールにする

12 整理整頓をする

片づけるタイミングがわからない、整理のしかたがわからないといった問題が背景にあります。親や先生が片づけるよう促したり、片づけを一緒に手伝ったりしてあげる必要があります。

❋ サポートのヒント ❋

 棚やタンスなどにしまう物を絵や文字で示したマークをつける

 引き出しや道具箱のなかは、しまう物の種類ごとに仕切りをつける

 定期的に「片づけタイム」をもうける

 片づけの見本となるような"整理ずみの状態"の写真や絵を貼っておく

 片づけはじめの部分だけ、親や先生が手伝う

 一度に大量に片づけない（片づけ作業は短時間ですませる）

 片づけ物が多いときは数回に分けて片づける

 整理整頓ができたら、きれいになったことを評価する

 整理する物を分類するときは、細分化しすぎない（大ざっぱでよい）

 持ち物はできるだけ減らす

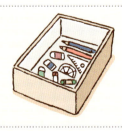

園・学校での対応のポイント

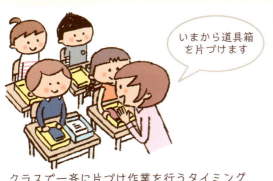

「いまから道具箱を片づけます」

クラスで一斉に片づけ作業を行うタイミングをつくることで、苦手な子もつられて片づけられるようになる

「片づけタイム」をもうけて習慣化する

自発的に片づけることは難しいため、片づけるきっかけづくりをする必要があります。クラス全体で週に1回「片づけタイム」をもうけるなどして、整理整頓を習慣化させるとよいでしょう。周りの子が一斉に片づけ作業に取りかかることで、苦手な子にとっても取り組みやすくなります。片づけ後の爽快感をみんなで味わうことも大切です。

家庭での対応のポイント

しまう場所を明確にする

手間が省け、しまいやすい環境を整えることが効果的です。タンスや棚、引き出しには、そこにしまう物のマークを貼って、外から見ただけで、なにをしまえばよいかわかるようにしておきます。机の引き出しなどは、中に仕切りをつけて、文房具の置き場所などを明確にし、混然とならないようにしましょう。

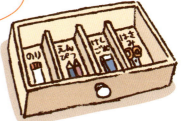

仕切りをつけて、しまう物を明記する

物をしまう場所をわかりやすくし、どこにしまうかがひと目でわかることが大切

これはNG！

* 散らかった部屋を一人で片づけさせる（重荷になり、さらに片づけが嫌いになる）
* 片づけ終わるまで"ご飯を食べさせない"などの条件をつける

13 忘れ物への対応

短期的な記憶力の弱さにより、物を置き忘れたり、人との約束を忘れてしまったりすることもあります。忘れないための工夫も必要ですが、忘れてしまったときの対策を講じることも重要です。

＊ サポートのヒント ＊

1. チェックシートを用いて、忘れ物がないか確認する

2. 持っていく物は前日の夜に用意する習慣をつける

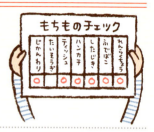

3. 持っていく物の準備は親が手伝い、少しずつ手伝いを減らしていく

4. 帰宅後、園や学校から持ち帰った物を見せるよう、親が声かけをする

5. 朝、家から園や学校への提出物がないか、先生が子どもに聞くようにする

6. 連絡帳に翌日持ってくる物を書いたかどうか先生に確認してもらう

7. 準備に時間がかかる物（水泳用具、習字用具など）は先生から親に直接連絡してもらう

8. 筆記具などは忘れたときのために、スペアを1セット学校に用意しておく

9. 忘れ物が減ったときはおおいにほめる

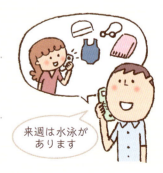

来週は水泳があります

園・学校での対応のポイント

忘れてしまったときの配慮が必要

忘れたことをせめるのではなく、忘れてしまっても授業が受けられるような環境調整が重要です。筆記具などは1セット学校に用意しておき、忘れてもそこから使えるようにします。ほかの子どもも「○○さんは忘れやすい」ということを理解し、自ら消しゴムを貸したり、教科書を見せてあげたりする雰囲気が自然と生まれることが望まれます。

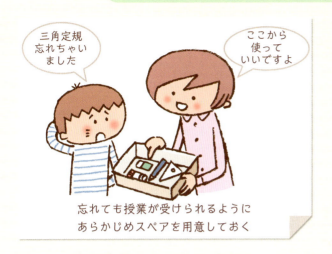

忘れても授業が受けられるようにあらかじめスペアを用意しておく

家庭での対応のポイント

たびたび声をかけて気づきを促す

記憶力の弱さがあるため、自力で忘れ物を減らすことは困難です。「学校からもらったプリントはない？」「時間割はそろえた？」「水泳はいつからはじまるの？」というように、親が頻繁に声をかけて、忘れていることがないかどうか本人に気づかせることが有効です。時間割をそろえるときも一緒に手伝うなどのサポートが必要です。

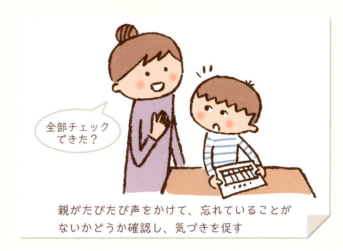

親がたびたび声をかけて、忘れていることがないかどうか確認し、気づきを促す

 これはNG!

* クラスで忘れ物の少なさを競わせるなどして、努力や奮起を期待する
* 「だらしない」「不真面目」「心がけが悪い」などと言ってせめる

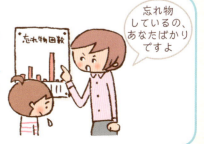

14 生活リズムを整える

時間の管理も苦手なため、規則正しい生活習慣が身につきにくい傾向があります。夜更かしの背景に睡眠障害がある場合も考えられるため、心配なときは医師に相談する必要があります。

＊サポートのヒント＊

1	1日のスケジュールを決め、生活リズムをつくる
2	本の読み聞かせなど睡眠に導入するための"儀式"を行う
3	日中は外で運動あそびなどで体を動かす時間をもうけるようにする
4	インターネットやゲームの時間を制限する
5	就寝前にテレビやパソコン、インターネットなどを見せない
6	家族全員で就寝時刻を決め、時間がきたら消灯する
7	時間を決めて、"ながら食べ""だらだら食い"をさせない
8	睡眠のリズムがくずれ、登校に差し障るようなときは医師に相談する

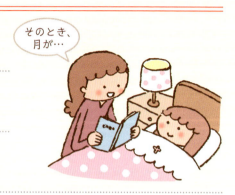

そのとき、月が…

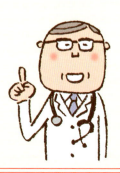

医療機関へ相談する

家庭での対応のポイント

基本的な生活リズムをつくる

基本的な生活リズムをつくることが最も重要です。起床と就寝、食事や入浴のタイミングは毎日同じ時間になるよう習慣づけを行います。就寝時刻を前倒しすることは難しいので、起床時刻だけは遅れないように親が支援します。また、規則正しい生活時間を子どもだけに課すのではなく、子どもの手本となるよう家族全員が守るようにします。

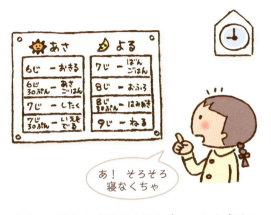

食事、就寝と起床などのスケジュールを決める

インターネットやゲームを制限する

一定の年齢に達するまでスマートフォンやゲーム機を与えないことがベストですが、すでに与えてしまっている場合は引き返せません。とくにＡＤＨＤの子どもはゲームやインターネットに熱中しやすく、一晩中続けてしまう子もいます。そのような場合は、使う時間を制限するルールをもうけ、夜８時以降は親が預かるなどして、就寝前にはやらないことを約束させます。

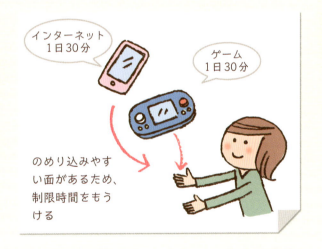

のめり込みやすい面があるため、制限時間をもうける

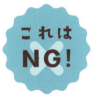
これはNG！

* 生活習慣の乱れを、本人のなまけぐせや不摂生が原因と決めつける
* ゲームやインターネットの時間管理を子ども自身にさせる

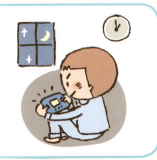

15 身だしなみを整える

不器用さのために衣服がうまく着られなかったり、身だしなみに気が回らなかったりします。身だしなみが整っているとはどういう状態なのかを理解させたうえで、鏡で確認する習慣づけをします。

＊サポートのヒント＊

1. ボタンのとめ方や上衣の裾の始末など基本的な衣服の着方を教える
2. 不器用な子の場合は着脱の簡単な衣服を選ぶ
3. 前と後ろが区別しにくい服には目印をつける

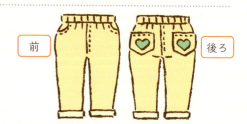

4. うまく靴をはけずにかかとを踏んでしまう場合は、はき口の後ろに持ち手をつけてはきやすくする
5. 体操着の着脱に時間がかかる子には余分に時間を与える
6. 着がえやトイレのあとに衣服が乱れやすいことを理解させる
7. ボタンのとめ方、裾の始末など確認するポイントを教える

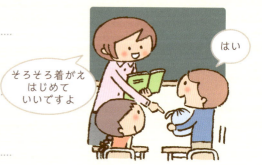

8. 全身が映る鏡で衣服が整っているか一緒に確認する
9. 身だしなみが整っていることは"かっこいい"と意識させる
10. 一人で着脱ができない子の場合、部分的に親や先生が手伝う

家庭での対応のポイント

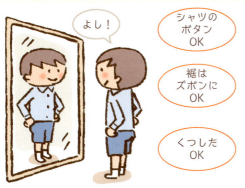

身だしなみのポイントを理解させ、鏡の前でチェックすることを習慣づける

「身だしなみ」とはなにかを教える

身だしなみを整えるという意味が理解できていない場合、身だしなみのポイントを教える必要があります。「襟元のボタンは2番目までとめる」「上衣の裾はスカートやズボンに入れる」といった基本を教えます。ポイントがわかれば、自分でも鏡を見てチェックすることができます。外出前に鏡の前に立って衣服を整える習慣づけをしましょう。

正しく着用するためのサポートを

上衣を後ろ前に着たり、靴の左右を間違えたりする子には、衣服や靴に目印をつけるとよいでしょう。上ばきなどには、左右が識別できる中敷きを用いると便利です。靴をはくのに時間がかかってしまうために、いつもかかとを踏んでしまう子には、はき口の後ろに持ち手をつけるなどして、靴をはきやすくする工夫をしましょう。

靴を正しくはくための工夫

- 靴の左右を識別できる中敷きを敷く
- はき口の後ろに持ち手をつける

これはNG!

* 短時間で衣服の着脱ができるように訓練する
* 子どもの衣服に乱れがあっても「たいした問題ではない」と見過ごす

16 板書を写す

小学校高学年になると、授業の板書をノートに写すのに苦労するケースが出てきます。重要な部分だけ拾って書けばよいことを伝え、重要度の高い語句を、色をかえるなどしてわかりやすく伝えます。

サポートのヒント

1. 黒板に書く文字は大きく、読みやすくする
2. 板書は授業のテーマやポイントをわかりやすくまとめる
3. 重要度の高い語句は色チョークで書き、それだけ写せばよいことにする

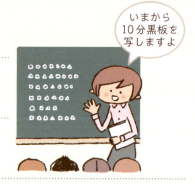

いまから10分黒板を写しますよ

4. 授業中に板書を写すのに専念できる時間をもうける
5. ノートは使わず書き込み式のプリントを用意し授業を行う
6. 授業後もしばらく板書は消さずに残しておく
7. ノートのとり方の手本を示す

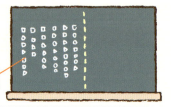

残しておく

8. ときどきノートを提出させ、大切な部分を書きとめているか確認する
9. 状況が許せば、パソコンによる入力でもよいことにする

園・学校での対応のポイント

情報量を盛り込みすぎない

板書の情報量が多すぎると、ノートに写しきれないだけでなく、重要な内容とそうでない内容の区別がつきにくくなります。板書では、重要な語句は色チョークや傍線で目立たせることがポイントです。書写に時間がかかる子は話が聞けなくなるため、聞くことに集中する時間は書写をやめさせ、あとで書写用の時間を確保するとよいでしょう。

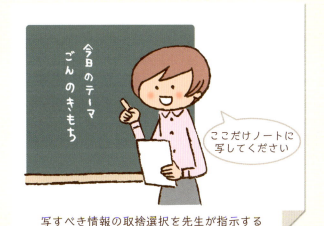

写すべき情報の取捨選択を先生が指示する

ノートの書き方の手本を示す

ノートのとり方がわからない子には、先生が模範のノートを作成して手本として示します。また、上手に書けている子どものノートを手本に使うのも一案です。当面は、手本のまねをしてノートをとるよう指導しましょう。

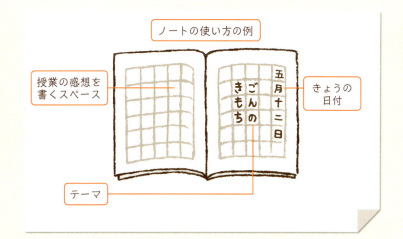

ノートの使い方の例
- 授業の感想を書くスペース
- テーマ
- きょうの日付

これはNG！

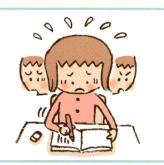

* 速く書写することを要求する
* 授業を聞きながら、ノートに写す動作を同時に行うことを要求する

17 手先の不器用さへの対応

発達性協調運動障害*（47ページ参照）が背景にあり、手先が不器用な子がいます。指先を使うあそびなどを通して練習することも必要ですが、使いやすく設計されたグッズなども積極的に活用しましょう。

＊ADHDの子どもに併存していることが多い

＊サポートのヒント＊

1. 道具の正しい使い方やコツを個別に教える

2. 図画工作の作品づくりでは必要に応じて部分的に手伝う

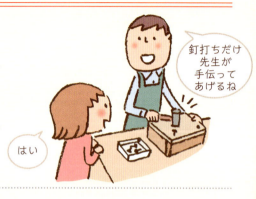

3. 粘土あそびで指先の感覚を養う

4. ひも通しや折り紙、あやとりなどであそぶ機会をつくる

5. 不器用な人でも使いやすく設計された商品を活用する

6. 鍵盤ハーモニカの運指練習のために、楽譜の音符、指、鍵盤に同じ色、同じ数字を書いたシールを貼る

7. 楽器の運指練習に時間がかかる子には、フレーズを細かく分けて、少しずつ練習させる（スモールステップ）

8. リコーダーの運指練習のために、市販の「すべり止め補助シール」を穴に貼ってふさぎやすくする

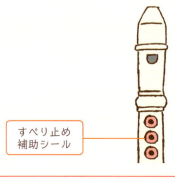

すべり止め補助シール

園・学校での対応のポイント

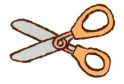

スプリング付きばさみ

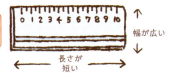

押さえやすい定規
幅が広い
長さが短い

学習に専念するために使いやすい便利グッズを積極的に活用し、道具を使ううえでの負担を減らす

使いやすく設計された道具を活用する

最近は、手先が不器用な子のために使いやすく設計された学用品も市販されています。訓練である程度上達させることもできますが、そこにかかる負担のために、学習や制作そのものに専念できなくなるとすれば意味がありません。学習や制作に向ける意欲を引き出すためにもこういったグッズを積極的に活用すべきです。

活動を楽しむことを最優先に

子どもにとって楽しいはずの音楽やものづくりが、手先が不器用なことによって苦痛な時間になってしまうのでは本末転倒です。運指が多少間違っていても、作品の出来上がりに少々難があっても、その活動を子どもが楽しむことを優先させましょう。そのためにも、細かい部分はあまり厳しく指摘せず大目にみる姿勢が求められます。

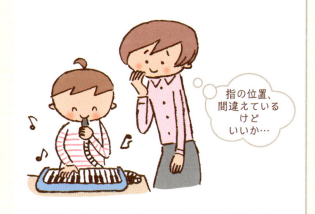

指の位置、間違えているけどいいか…

訓練を強いるのではなく、本人が活動を楽しむことを優先させる

これはNG!

* 楽器練習などで、ほかの子どもよりも長時間かけてくり返し特訓をさせる

* 「どうせできない」と決めつけたり、「時間がかかるから」といった理由で、全部手伝ってしまう

4章 園・学校や家庭でできるサポート ── 手先の不器用さへの対応

115

18 はみ出さずに書く

手先の不器用さのためにマス目から字がはみ出てしまう子がいます。大きなマス目を使ったり、ゆっくり書いたりといった配慮と合わせ、はみ出てもあとから読めるようなノートの使い方を指導しましょう。

✳ サポートのヒント ✳

 1　大きめのマス目、罫（けい）の間が広いノートを使用する

 2　用紙などはサイズを大きくし、記入欄も大きめにする

 3　漢字を書くときはマス目に補助線の入ったノートを使う

 4　字の練習をするときは、薄く書かれた手本の字の上をなぞって練習する

 5　字の書きはじめと書き終わりにマークをつけて、ガイドにする

 6　鉛筆をなめらかに動かせるよう、点結びや線結びの練習をする

 7　ゆっくり時間をかけて、ていねいに書くよう促す

 8　筆圧が弱い子には、４Ｂや６Ｂの鉛筆をもたせる

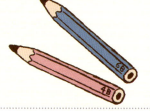

 9　ノートは行を１〜２行分空けて書くようにする

10　ノートは本人が読める字で書けていればよいことにする

園・学校での対応のポイント

書くスペースを大きくとる

マス目が大きいノート、補助線が入ったノート、罫の間が広いノートなどを使用して、字がはみ出ることへのストレスを減らします。授業で使うプリント類なども大きめの用紙にし、記入欄は広めにとり、大きな字でも入るよう配慮します。記入欄は無地にせず、字を書きやすくするためにガイドとなるような罫線を入れましょう。

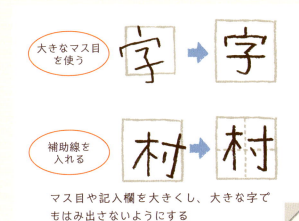

- 大きなマス目を使う
- 補助線を入れる

マス目や記入欄を大きくし、大きな字でもはみ出さないようにする

読みやすさを重視する

ノートのマスや罫からはみ出る字を書いてしまう場合、隣のマスや罫に書いた字と重なって読めなくなってしまいます。そういうケースでは、1〜2行空けて、次の行に書くよう指導しましょう。そのぶんノートの消費は早まってしまいますが、あとで見返したときに、自分で読んで理解でき、復習できることが大切です。

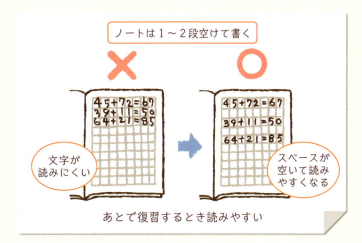

ノートは1〜2段空けて書く

- 文字が読みにくい
- スペースが空いて読みやすくなる

あとで復習するとき読みやすい

これはNG!

* 大きな字を書いてしまう子に、小さい字が書けるようになるまで特訓する
* 字がはみ出てしまうのは「ていねいに書こうという気持ちがないから」と決めつける

19 運動の不得意さへの対応

発達性協調運動障害（47ページ参照）のために運動が苦手で、体育の授業でつらい思いをする子もいます。到達目標を下げ、その子なりの努力を評価しましょう。

＊サポートのヒント＊

1. 到達目標を下げて、できそうなことからチャレンジさせる

2. 同時に複数の動きを組み合わせる運動（なわとびなど）では、それぞれの動き（なわを回す、ジャンプする）を別々に練習する

3. 自分の体のイメージを高めるために、固定遊具を使った外あそびをさせる

4. ジャンプができない子には、段差のあるところから飛び降りる練習をさせる

5. 鉄棒や平均台は子どもの身長に合わせて、低めのものを使う

6. できるだけ基礎練習に専念させ、競争はさせない

7. 少しでも上達したらおおいにほめる

8. ボールを怖がるときは、当たっても痛くないようボールの空気を少し抜く

空気を抜く

園・学校での対応のポイント

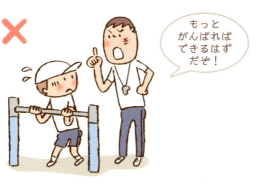

もっとがんばればできるはずだぞ！

「やる気がない」という思い込みがあると、特訓すればできると勘違いしがち

「やる気がない」と決めつけない

発達性協調運動障害があると、「これくらいのことはできて当然」と思えるようなことがなかなかできません。本人の努力を認めずに、「なまけている」「やる気がない」などとせめないようにしましょう。運動が苦手な子はそうして否定され続けることで、意欲も自信も失います。「がんばっているね」「前よりうまくなったね」といった声かけが望まれます。

到達目標を下げて達成感を味わわせる

ほかの子どもと同じ目標を掲げても難しいため、個別に到達目標を設定します。少しの努力でできそうな目標にすれば、早く達成することができ、本人の自信とやる気につながります。その子にとって困難だった目標を達成することができたときは、おおいにほめましょう。ほかの子どもと比較したり、競争させたりしない配慮が必要です。

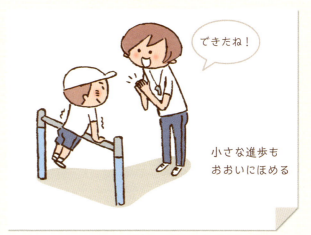

できたね！

小さな進歩もおおいにほめる

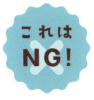

これはNG!

* できるまで居残り練習をさせるなどのペナルティを科す

* ほかの子よりも長時間、多い回数の訓練を課す

できるまで練習だよ！

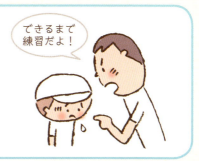

4章 園・学校や家庭でできるサポート──運動の不得意さへの対応

20 グループ内で役割を果たす

グループ内で役割分担をし、協力してひとつのことをなし遂げることが苦手な子がいます。自分のやるべきことが理解できていなかったり、衝動的に持ち場を離れてしまったりするケースがあります。

＊ サポートのヒント ＊

- □□ 1　担当する仕事や役割を具体的に示す
- □□ 2　役割分担の内容を掲示し、いつでも確認できるようにする
- □□ 3　本人がやりやすい仕事、得意な作業を担わせる

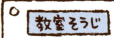

- □□ 4　給食当番や掃除などに必要なスキルを身につけさせる
- □□ 5　いつも楽な仕事ばかり担わせることがないよう一定の配慮をする
- □□ 6　役割をきちんと果たせたらほめる
- □□ 7　本人だけでなく、ほかの子どもも同じようにほめる
- □□ 8　役割が担えなかったときは、どうしたらできるかを話し合う
- □□ 9　グループ内のメンバーに配慮しふざける子どうし、衝動性の高い子どうしを一緒にしない

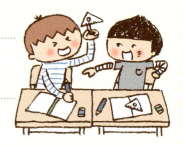

園・学校での対応のポイント

役割を忘れないための工夫をする

自分が当番であることや、担当がなんの係だったのかを忘れてしまう可能性があるため、忘れさせない工夫が必要です。掃除や給食の当番表を掲示して、だれがなにを担当するのかを明確にし、いつでも確認できるようにします。担当の日は係の当番カードを首からさげるルールにすると、忘れにくくなります。ほかの子どもにも同じルールを適用しましょう。

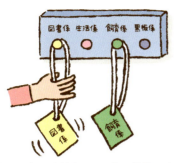

忘れっぽい面があるので、当番のカードを首からかけておくなど役割を忘れさせない配慮が必要

ほかの子に"特別扱い"と感じさせない配慮も

責任の重い仕事や複雑な作業がこなせない子もいるため、簡単な作業をやらせがちですが、いつもそうしているとほかの子どもが不公平感を抱く可能性があります。掃除のしかたや給食の配膳などは個別にやり方を教えて、難しい仕事も担わせるようにします。ほめるときもその子だけでなく、どの子に対しても同じようにほめることが大切です。

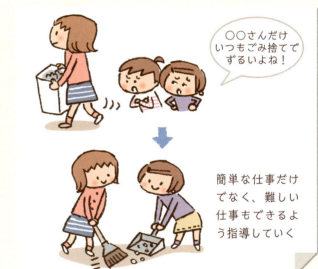

○○さんだけいつもごみ捨てでずるいよね！

簡単な仕事だけでなく、難しい仕事もできるよう指導していく

これはNG！

* 役割を担えなかったときに、全部の仕事を一人でやらせるなどの罰を与える

* 「ＡＤＨＤだからしかたない」とあきらめ、さぼっていても注意しない

21 スムーズに会話する

人の話をさえぎって割り込んだり、自分の言いたいことを一方的に話したりしてしまう子がいます。人の話を聞く姿勢や会話の基本マナーを身につける必要があります。

★ サポートのヒント ★

 1　人の話を最後まで聞く練習をする

 2　話したいときは「ちょっと話してもいい？」と断ることを教える

 3　コミュニケーションをスムーズにすることばの使い方をクラス全員で確認する

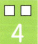 4　一人で長時間話してしまわないように、順番に話すことを理解させる

 5　状況に合った話をするように指導する

 6　話し合いをするときは、ほかの人の意見も聞くように指導する

 7　友だちどうしの会話で周りの子が困っていたら、「みんな困っているよ」などと踏み込み過ぎない程度に介入する

> ちょっと話してもいい？

これはNG!

＊ マナーを守れないことを「わがまま」「自己中」などと非難する

園・学校での対応のポイント

一人で話しすぎない練習を

衝動性により思いついたことをすぐ口にしてしまう傾向があります。話したいと思っても、だれかが話しているときはがまんして聞く、一方的に話さないなどのマナーを覚えさせましょう。それでも衝動性がまさり、自分のペースで話してしまうこともありますが、少しずつ練習を重ね、上手に話せたときには「いまのよかったよ」とほめます。

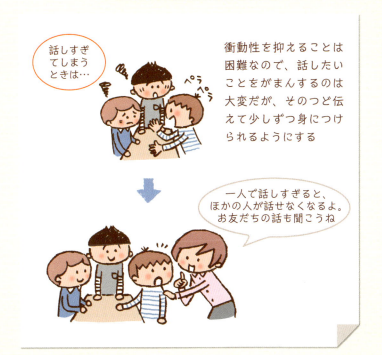

衝動性を抑えることは困難なので、話したいことをがまんするのは大変だが、そのつど伝えて少しずつ身につけられるようにする

コミュニケーションを円滑にすることばを教える

相手を不快にしない声のかけ方やこたえ方を身につけておくことも大切です。物を借りたいときに「貸して」と言ったり、仲間に入れてもらいたいときに「入れて」と断ることや、そう言われたときに「いいよ」と言って受け入れることを指導します。コミュニケーションスキルの向上につながります。

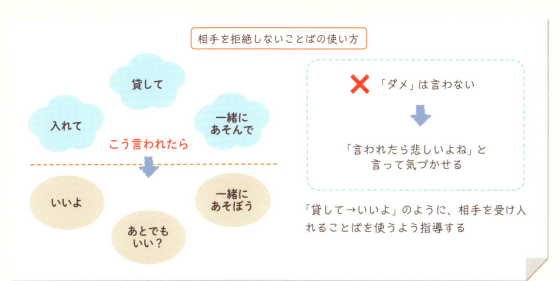

「貸して→いいよ」のように、相手を受け入れることばを使うよう指導する

22 けんかをしない

衝動性が高い子の場合、ほかの子どもと衝突し、けんかになることがあります。衝突しやすい相手を遠ざけたり、怒りの感情をコントロールする練習をしたりして、トラブルを回避させましょう。

✳ サポートのヒント ✳

1 暴力は"絶対にだめ"というルールをクラス全員で確認する

2 衝突しやすい相手を近くの席や同じグループに入れないようにする

3 けんかをしたときの状況を思い出させ、デメリットに気づかせる

4 お互いの言い分を聞き、誤解があるときは本心を代弁してあげる

5 けんかになりそうな雰囲気になったら、どちらか一人にお手伝いをお願いするなどして、二人を引き離す

6 どうすればけんかをせずにすんだかを振り返り、ロールプレイなどを通じて考えさせる

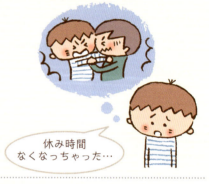

休み時間なくなっちゃった…

これはNG!

✳ 本人の言い分を聞かずに、けんかをしたことを一方的にせめる

✳ クラスの"困った子""問題児"といった扱い方をする

園・学校での対応のポイント

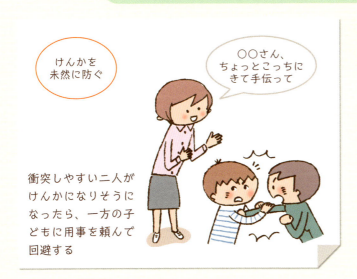

衝突が起こりにくい環境づくりを

ぶつかりやすい相手は決まっているので、その子との接触をできるだけ避けるよう、座席を遠ざけたり、班をかえたりといった配慮をします。もし、けんかが起こりそうになったら、どちらか一方を呼んで用事やお手伝いを頼みましょう。先生のいないところでけんかが起こりそうなときは、ほかの子どもに知らせにくるようお願いしておきます。

気持ちを暴力以外の形で表現する

けんかのあと、少し冷静になったところでお互いの言い分を聞きます。それぞれの思いを先生が代弁するなどして相手に伝え、どうすればけんかを回避できたか考えさせましょう。そして、怒りの気持ちを暴力ではなく、「ばかにされていると思って腹が立った」などというように、ことばで表現すれば相手にうまく伝わることを教えます。

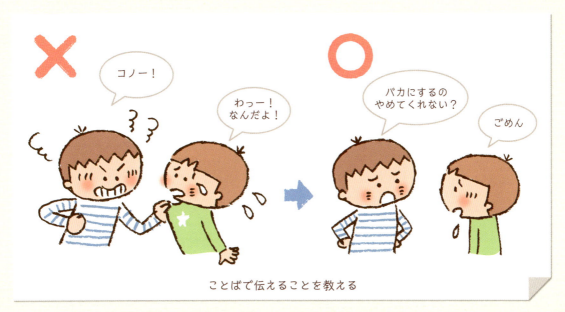

ことばで伝えることを教える

23 乱暴なことばを使わない

とっさに乱暴なことばを使ってしまい、日常的にほかの子どもとおだやかにかかわれない子がいます。厳しく叱るのではなく、人と好意的にかかわれている子をほめて、手本とさせるようにします。

★ サポートのヒント ★

1. 言われたらうれしい「ふわふわことば」を使い、人を傷つける「ちくちくことば」は使わないようにクラス全員で約束する

2. 「ふわふわことば」を使えたときはシールを与え、10枚たまったらごほうびをあげる

3. ことばづかいがていねいな子どもを名指ししてほめる

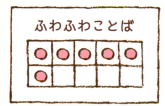

4. ふだん乱暴なことばを使う子が、やさしいことばづかいをしたときにはすかさずほめる

5. イライラして乱暴になっているのであれば、背景にあるストレスを探り、取り除いてあげる

6. クラス内で乱暴なことばが目立つようなら、「注意は先生がする」というルールにし子どもどうしで注意し合うことをやめさせる

 これはNG!
* 乱暴なことばづかいをする子を厳しく叱る
* 「乱暴な子」「怖い子」といったレッテル貼りをする

園・学校での対応のポイント

「ふわふわことば」と「ちくちくことば」を確認する

言われたらうれしい「ふわふわことば」と、人を傷つける「ちくちくことば」をクラスで話し合って決めます。「ふわふわことば」を使うことをクラスの目標とし、みんなで取り組みましょう。クラス全体のことばづかいがよくなると、一人一人のことばづかいも改善されていきます。教室内の雰囲気をおだやかにすることがポイントです。

「ふわふわことば」の指導例

「ふわふわことば」の例
- ありがとう ●がんばろう（がんばって）
- やったね ●ドンマイ ●一緒にあそぼう
- 上手だね など

「ちくちくことば」の例
- うざい ●きもい ●ばか（ばかみたい）
- うるせえ ●どけ ●じゃま ●やめろ
- チビ ●デブ ●嫌い ●しね など

★「ふわふわことば」を上手に使えた子をほめる
★「ちくちくことば」を使ってもすぐに叱らない
★「ちくちくことば」を言いかけてやめられたときはほめる
★「ふわふわことば」に言いかえられたときはほめる

身近な大人のかかわり方が重要

子どもに「ふわふわことば」を使うよう指導しておきながら、先生自身が乱暴なことばを使っていては子どもに浸透するはずがありません。子どもを注意するときも感情的に叱るのではなく、ていねいなことばづかいでおだやかに話すよう努めます。「○○するな」という否定表現ではなく、「○○しましょう」という肯定表現を使いましょう。

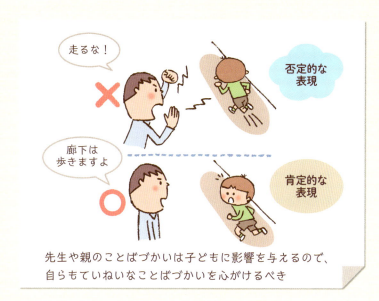

先生や親のことばづかいは子どもに影響を与えるので、自らもていねいなことばづかいを心がけるべき

24 からかわれたときの対応

ADHDのある子はからかいやいじめの対象になりやすいといえます。"親しみを込めたからかい"と"いじめ"との区別はつきにくいですが、本人が不快と感じるケースでは、相手にやめさせます。

＊サポートのヒント＊

 悪意のあるからかいや明らかないじめはすぐにやめさせる

 本人がいじめられていることに気づいていない場合は相手から引き離す

 １日の振り返り日記を書かせて、いじめの兆候を早めにキャッチする

 おたがいに誤解されやすいからかい方をしないよう指導する

 本人の特性を周りの子に理解させる

 親しみを込めたからかいにどう反応してよいかわからず悩んでいる子には、適切な対応のしかたを教える

 親しみを込めたからかいに過剰に反応してしまうケースでは、相手に好意があり、冗談だったことを説明して理解を促す

 言い返すことができない子の場合は、その子の思いを先生が代弁する

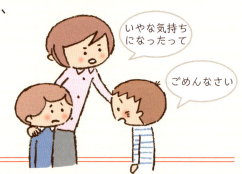

園・学校での対応のポイント

受けとる側がどう感じるかを考えさせる

ＡＤＨＤのある子の場合、仲よしだからこそ言い合える冗談も理解しにくい場合があり、相手が軽くからかったつもりのことばに怒りの反応を示すことがあります。相手に悪気がないことを説明しますが、本人が納得できないときは、周りの子どものほうにＡＤＨＤの特性を理解してもらい、冗談で使うことばに配慮を求めるようにします。

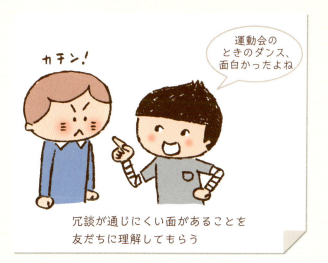

冗談が通じにくい面があることを友だちに理解してもらう

運動会のときのダンス、面白かったよね

カチン！

からかわれている子どもをせめない

「からかわれる子にもそれなりの原因がある」という見方はするべきではありません。どんな理由があっても、いじめてよいことにはならないのです。からかわれた子に「からかわれるようなことをしたんじゃないのか」と言って、本人に非があるかのようなせめ方をしないようにします。

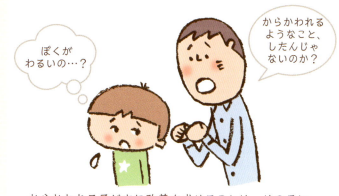

からかわれる子どもに改善を求めることは、その子に非があると言っているのと同じ。からかう側に改善を働きかけるべき

これはNG！

* 言い返せない子に、言い返せるように努力することを求める
* 「からかわれたり、いじめられたりする側にも原因がある」とたしなめる

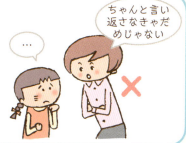

ちゃんと言い返さなきゃだめじゃない

25 かんしゃくへの対応

感情コントロールの困難さから、かんしゃくを起こす子もいます。かんしゃくを起こしたときは無視をし、おさまったらほめます。かんしゃくを起こしやすい状況をつくらない配慮も必要です。

＊ サポートのヒント ＊

□□ 1	かんしゃくを起こしたときは、基本的には無視をする
□□ 2	本人や周りの子に被害が生じないよう安全を確保する
□□ 3	静かな場所に連れて行き、怒りを発散させる
□□ 4	激しく怒りをぶつけている最中は刺激しないようにする
□□ 5	かんしゃくがおさまったらほめる
□□ 6	かんしゃくを起こしそうな状況を事前に回避する
□□ 7	かんしゃくを起こさずがまんできたときにはおおいにほめる
□□ 8	「かんしゃくを起こしても言い分は通らない」というルールを認識させる
□□ 9	日ごろから負けや失敗を受け入れる練習をしておく

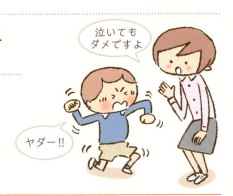

園・学校での対応のポイント

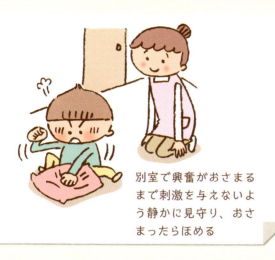

別室で興奮がおさまるまで刺激を与えないよう静かに見守り、おさまったらほめる

興奮している間は刺激しない

かんしゃくが激しいときは、子どもを人のいない静かなスペースに連れて行き、クールダウンさせましょう。怒りを発散させたい子には、クッションなどを思い切りたたかせて怒りをしずめさせます。その間、声をかけたり体にさわったりして刺激しないようにします。かんしゃくがおさまったら、「落ち着けたね」と言ってほめます。

家庭での対応のポイント

無視をしたあとにほめる

要求が通らないことに腹を立ててかんしゃくを起こしているときは、無視をして気づかないふりをします。しばらくしてかんしゃくがおさまったらほめましょう。根負けして要求を聞き入れることが一番よくありません。また、その場で叱っても、本人は興奮しているため効果がありません。かんしゃくで要求は通らないことをわからせます。

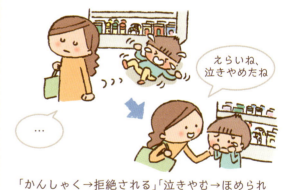

「かんしゃく→拒絶される」「泣きやむ→ほめられる」というパターンを理解させる

これはNG!

* かんしゃくを起こしている子を怒鳴ったり、激しく叱ったりする
* かんしゃくをおさめるために、本人の要求をきく

26 怒りや衝動を抑える

衝動性が高い場合、ささいなことでカッとなりやすく、その怒りをコントロールすることが難しくなります。自分の怒りに気づき、それを受け止めたうえで、気持ちを落ち着ける方法を探します。

＊サポートのヒント＊

 1　怒りの感情を数値化し、客観的にとらえさせる

 2　怒りがこみ上げてきたときは、いったんその場から離れさせる

 3　深呼吸をする、水を飲むなど、怒りを爆発させずにすむ方法を見つけさせる

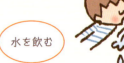

 4　本人の怒りの気持ちを代弁し、共感してあげる

 5　本人がどのことば、どの行動にイライラするのか分析し、その状況が起こりにくくする

 6　自分で怒りを抑えられたときはおおいにほめる

 7　親や先生が怒りのコントロールのしかたの手本を示す

 8　空腹や眠気、暑さなどの不快な状況を改善する（ストレスが怒りを増大させる）

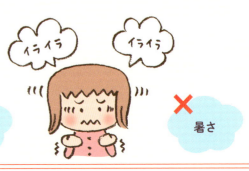

園・学校での対応のポイント

自分の怒りを客観視させる

子どもが怒りはじめたら、怒りの程度を表す"温度計"などを指し示し、「いまの気持ちは何度くらい？」と聞いてみましょう。自分の怒りに気づき、感情を客観的にみることで、少し冷静になることができる場合があります。また、子どもの怒りを否定するのではなく、「あんなこと言われたら怒りたくなるよね」というように、子どもに共感してあげることも大切です。

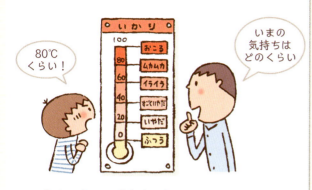

自分の怒りを客観視できるようになると、冷静になれることが多い

衝動的な怒りを抑える方法を見つける

怒りがわいたときに気持ちを落ち着かせる方法を探します。「がまん、がまん」と心の中で唱える、ポケットに入れた「スマイル」などのキーワードが書かれた"お守り"をさわる、深呼吸をする、水を飲みに行くなど、いろいろな方法を試します。怒りを抑えられたときは「よくがまんできたね」とほめ、本人に達成感を味わわせましょう。

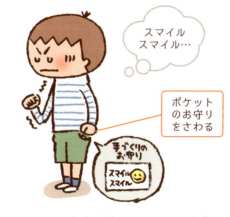

いろいろな方法を試して、子ども自身が効果があると思える方法を探す

これはNG!

* 「そんなことでいちいち怒っていたらきりがない」といって、本人の怒りに共感しない
* 「怒りっぽいから扱いにくい」という気持ちで、腫れ物にさわるように対応する

27 不利な状況を受け入れる

先生に注意されたときに素直に謝れなかったり、話し合いの場で反対意見を出されると攻撃的な態度をとったりする子がいます。自分にとって不利な状況も、現実として受け止める練習が必要です。

サポートのヒント

 先生の忠告や注意を受け入れないときは、少し時間をおいて冷静になってから説明し、理解させる

 忠告や注意は一対一の状況で伝える

 合わない先生もいるため、同じ忠告をほかの先生からしてもらう

 競技やゲームで自分の負けを認めたがらない場合は、「しかたない」「次がある」などのキーワードで気持ちを切りかえさせる

 競技やゲームの前に、勝敗がつき、勝つことも負けることもあること、両方の結果を予測しておくべきことを理解させる

 班の話し合いなどで反対意見や批判を冷静に受け止められないときは、時間をおいてから反論の場をもうける

 話し合いをはじめる前に、反対意見が出ることや多数決で自分の意見が通らないことがあることを理解させる

 これはNG!

* どうしても負けを受け入れられないときに、本人の要求に応じて判定をくつがえす

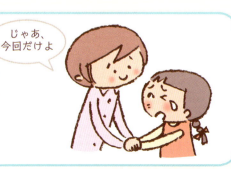

「じゃあ、今回だけよ」

園・学校での対応のポイント

勝敗がついたあとの行動をルール化する

競技に勝敗はつきもので、負けることもあると理解させます。そのうえで、「負けたとき、勝ったときに、どういう態度をとれば自分も相手も不快にならないか」、「負けても、競技が楽しかったと思えるようにするためにはどうふるまえばよいか」といったことをクラス全員で考えてルール化します。ルールに則ったふるまい方ができたときは、しっかりほめましょう。

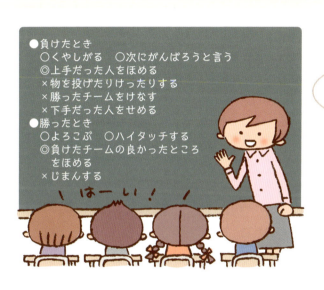

ADHDの子どもだけでなく、クラス全員でルールを受け入れ、望ましい態度がとれるよう指導する

批判や反対意見も受け止める練習を

自分の考えを批判されたり、話し合いの場で反対意見が出されたりしたときに反抗する子には、いろいろな意見があることを理解させます。批判されたとき、カッとなって言い返すのではなく、冷静に反論することも学ばせましょう。また、自分の意見が通らなかったとき、不本意でも従わなければならないことも納得させます。

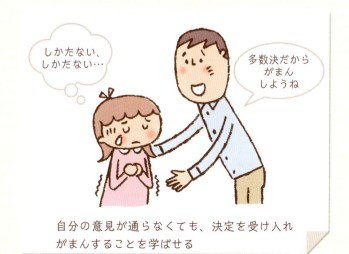

自分の意見が通らなくても、決定を受け入れがまんすることを学ばせる

28 お手伝いをする

家庭では家事を家族で分担し、子どもにもお手伝いをしてもらいます。小さなことでも役割を担い、それを果たしていくことが自信になるとともに、生活スキルの向上にもつながります。

★ サポートのヒント ★

1 子どもの年齢やスキルレベルに合った家事で、毎日続けられることを担当させる

2 家族全員が最低でもひとつは家事を担当する

3 最初に家事のやり方を教え、できるようになるまで手伝う

4 失敗しても叱らない

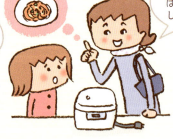

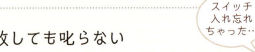
5 上手にできたときや自主的に工夫したときなどは、とくによくほめる

6 お手伝いができたときは、そのつど感謝のことばをかける

7 ほかの家族とも、お互いに感謝し合うようにする

これはNG!

★ ささやかなお手伝いなので「できて当たり前」「やって当然」という気持ちで接する

★ 失敗したときに、「こんなこともできないの」とせめる

家庭での対応のポイント

人から感謝される経験が重要

お手伝いをすることの意味は、自分が人の役に立つことをして、周りから感謝される経験をするところにあります。人から感謝されることで、自分の存在価値を認識し、自信をもつことができるようになるのです。こうした経験が乏しいADHDの子どもにとって、お手伝いは自尊感情を高めるための有効な手段だといえます。

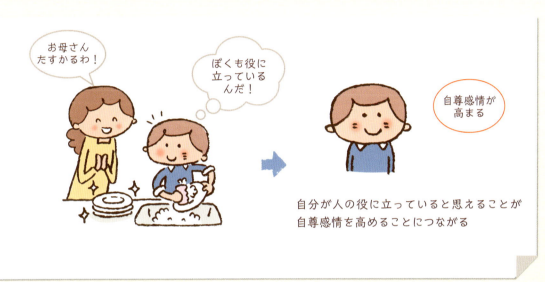

自分が人の役に立っていると思えることが自尊感情を高めることにつながる

家族全員で取り組むことがポイント

お手伝いは家族全員で取り組むことに意味があります。みんなが役割を担い、それぞれの役割をきちんと果たすことで、家庭生活が成立しているということを理解させましょう。役割に対する責任感や、自分以外の家族が役割を果たしていることへの感謝の気持ちをもつことが社会性を育むことにつながり、人間的な成長へと導きます。

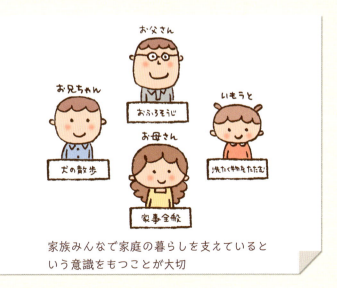

家族みんなで家庭の暮らしを支えているという意識をもつことが大切

29 きょうだいへの配慮

親がADHDの子どもにかかりきりになると、きょうだいが寂しい思いをすることもあります。きょうだいの子にも、親の愛情を存分に感じさせる時間をつくってあげる必要があります。

＊ サポートのヒント ＊

 1　きょうだいの子が親を独占して甘えられる機会をつくる

 2　きょうだいげんかのときなどに、どちらかの肩をもたない

 3　きょうだいの子をがまんさせない

> お父さんも、お母さんも、どちらの味方にもならないよ

 4　きょうだいの子もADHDの子と同じようにほめる

 5　ADHDの子ときょうだいの子を比較しない

 6　きょうだいの子に、ADHDの子の特性を理解してもらい、接し方で注意すべき点を伝えておく

 7　きょうだいの子にADHDの子の世話を頼まない

 8　きょうだいの子が、ADHDの子の特性について聞いてきたときは、障害特性をわかりやすく説明する

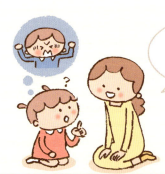

> お兄ちゃんは、がまんをすることが少しだけ苦手なの

家庭での対応のポイント

きょうだいの子に無理をさせない

親がADHDの子の世話に追われているようすを見ているきょうだいは、自分は親に負担をかけまいとふるまうようになります。そのため、甘えたいのにがまんしたり、お願いごとがあっても口をつぐんでしまったりします。きょうだいの子のそうした思いを察してあげて、親のほうから甘えさせたり、要求にこたえたりするようにしましょう。

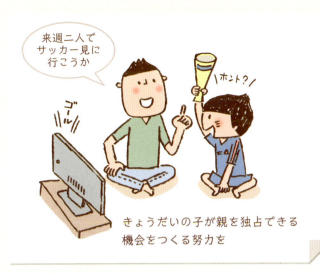

きょうだいの子が親を独占できる機会をつくる努力を

お互いの存在がプラスになる関係に

ADHDの子にとっては、きょうだいとの日常的なやりとりが、ほかの子どもとコミュニケーションをとるための練習になります。また、きょうだいにとっても、ADHDのある子とのかかわりが、社会で多様な個性をもつ人たちと共生していくうえでの第一歩となるでしょう。お互いの存在が人生にとってプラスになるととらえるべきです。

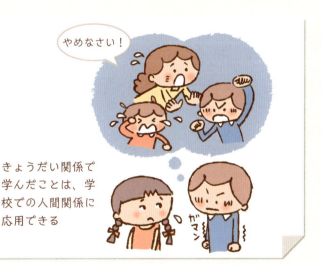

きょうだい関係で学んだことは、学校での人間関係に応用できる

これはNG!

* ADHDの子よりもきょうだいの子のほうをきつく叱る
* 順番待ちなどで、ADHDの子をいつも優先させる

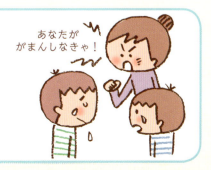

30 "居場所"を増やす

クラスの居心地が悪ければ、図書室や保健室に"居場所"を求めることもできます。近所の友だちとのコミュニティや習い事など、学校の外にも、"居場所"の選択肢を増やしておくことが大切です。

✳ サポートのヒント ✳

1　教室にこだわらず、本人にとって居心地のよい場所を学校のなかで見つけさせる

2　本人を受け入れてくれる子どもや仲間を見つけられるよう支援する

3　クラブ活動などで、同じ趣味をもつ子どもとふれあう機会をつくる

4　近所のあそび仲間と過ごす時間を尊重する

5　本人の関心が高い習い事や、スポーツ教室などに参加させる

6　ＡＤＨＤのサポートグループなどに親子で参加してみる

7　家庭と学校以外に本人が安心して時間を過ごせる場所や活動を見つける

これはNG!

✳ 図書室や保健室で過ごすことを制限し、教室にいることを強要する

✳ 学校での活動を最優先させるために、ほかの活動を軽視する

家庭での対応のポイント

子どもが安心できる場所を確保する

クラスでほかの子どもとの関係がこじれたり、集団から孤立したりして、教室内に"居場所"がないと感じてしまうこともあります。教室にこだわらず、図書室や保健室、職員室など、本人が安心して過ごせる場所を確保しましょう。複数の"居場所"をもっておくと、1カ所でうまくいかなくても、逃げ場を見つけることができます。

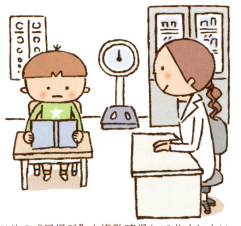

教室以外の"居場所"を複数確保しておくとよい。ただし、子どもを一人にさせるのではなく、必ず見守り役の大人を配置する

習い事やスポーツ教室の活動も尊重する

学校最優先と決めつけずに、習い事やスポーツ教室など、子どもが参加している活動はどれも尊重しましょう。学校生活でつまずいても、ほかに楽しめる活動や"居場所"があれば、それが本人の心の支えになります。子どもが自分の能力を発揮できる場所、思い切り取り組める活動を見つけ、そこで輝けるようにサポートすることが大切です。

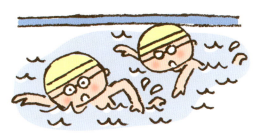

スイミング

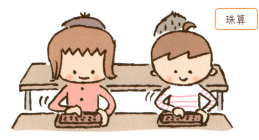
珠算

サッカーや野球などのスポーツ教室、ボーイスカウト・ガールスカウト、珠算教室など、集団での活動では礼儀作法なども同時に学べることが多い

31 不登校の心配があるとき

遅刻や早退、欠席が増えたときは不登校の心配があります。家庭と学校で密に連絡をとり合い、無理に学校に行かせようとするのではなく、心を休める期間をつくりながら、必要な環境改善を行います。

＊サポートのヒント＊

1. 連絡なく欠席や遅刻をした場合は、学校から親に連絡をする
2. 行きたくない理由を子どもから聞く
3. 原因を本人が話したがらない場合は、周りの子どもに聞いてみる
4. 学校に原因がある場合は、その原因を取り除くよう努める
5. 朝起きられないなど、家庭の生活リズムに原因がある場合は、生活改善を行う
6. 学校での役割や居場所を確保し、登校のきっかけをつくる
7. 教室登校にこだわらない（保健室登校なども受け入れる）
8. 休みの期間を安易に延長させない
9. 休暇をとらせるときは期限を切るようにする

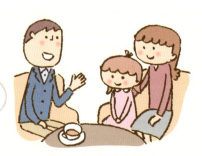

園・学校での対応のポイント

学校に原因があるときは改善策を講じる

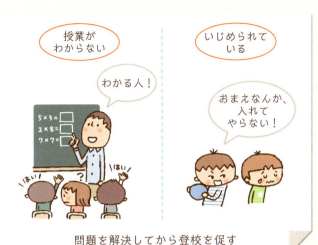

問題を解決してから登校を促す

授業内容がわからない、先生によく叱られる、友だちとの間にトラブルがあるなど、不登校の原因となっている問題を取り除く必要があります。本人から原因について聞き出せないときは、親しい友だちから話を聞くなどして原因を探り、解決を図ります。原因となっている問題が解決しないまま、本人を登校させないようにします。

家庭での対応のポイント

学校と連絡をとり続けることが大切

朝起きられず、登校できなくなるケースもあるため、家庭での生活管理も重要になってきます。睡眠障害がみられるときは、家庭での対応では限界がありますから、専門家である医師に相談することをおすすめします。子どもが休んでいる間も学校とは連絡をとり続け、子どものようすや今後の見通しについてこまめに報告するようにしましょう。また、学校がいつでも"戻れる場所"であることを子どもにも伝えましょう。

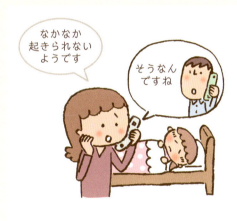

学校側とこまめに連絡をとり合う

 これはNG！ ＊ 学校を休むことを"なまけている"とみなして、登校を強いる

ADHDの男女比

ADHDの診断基準の重要な変更点

発達障害の診断基準が記載されている『精神疾患の診断・統計マニュアル（DSM）』は、現在第5版（2012年）が最新版ですが、ADHDの診断基準については、第4版（1984年）から一部分を除いて変更はありませんでした。これは、診断基準が大きくかわった自閉症スペクトラム障害と非常に大きく相違している点です。

しかし、ADHDの診断基準の小さな変更点には、実に重要な意味がありました。

従来の診断基準では、「症状は7歳までに明らかになる」と記載されていました。別の言い方をすれば、8歳以降にはじめて不注意や多動性、衝動性などの症状が現れた場合には、「ADHD以外の障害の可能性が高い」とされていたということです。

ところが最新版では、その年齢が12歳にまで引き上げられました。大きな理由は、女児の場合は多動性や衝動性があまりみられないため、不注意による困難が顕著になる12歳ごろまでは、診断がつかないことがあるということでした。この点については、不注意優勢型のADHDは、どちらかというと女児に多く、多動性・衝動性優勢型のADHDは圧倒的に男児に多いといわれていたこととも符合します。

ADHDの男女比に差がなくなってきている

DSMには診断基準だけでなく、障害の特徴が細かく記述されていますが、最新版ではここにも重要な変更がありました。

以前は、ADHDの罹患率の男女比は研究者によってばらつきがありますが、2：1から9：1と、極端に男児に多い比率が示されていました。しかし最新版では、子どもでは2：1、成人では1.6：1と、相対的に女性（女児）の比率が増加しています。かつての大きな男女差は、女児のADHDが多動性、衝動性が目立たないために小児期に見逃されていたためと考えられるようになっているのです。

アメリカでは現在、目立ちにくい小児期の女児の診断をどのように行うかについて、真剣な議論が行われています。

もしかすると近いうちに、男女の診断基準が別のものになる可能性があるのではないかと著者は考えています。

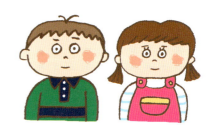

5章

将来へ向けた サポートと準備

子どものころのADHDの特性は、大人になってもかわりません。成長に合わせて必要なソーシャルスキルを身につけながら、上手に支援を受け続けることが大切です。

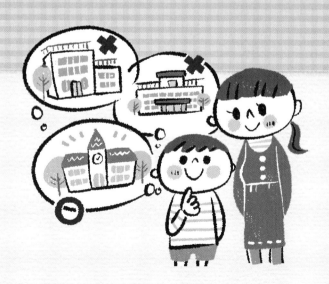

就学・進学

園や学校の選び方

必ず見学に行く

園・学校を選ぶときには、ネットや書類の情報よりも、目で見て確かめることが重要です。子どもを連れて見学に行き、園内、校内のようすや子どもたちの雰囲気、先生の子どもに対する接し方などを確認することが理想でしょう。

そのうえで、園長先生・校長先生に直接会って教育方針を聞き、ＡＤＨＤへの理解や受け入れ体制がどれくらい整っているか確認します。本来、どの園や学校でも、学校教育法で定められた「特別支援教育」の体制が整備されているはずですが、現実には学校格差、地域格差があることは否めません。また、先生によって、ＡＤＨＤへの理解度や認識も異なっているのが実情です。

園長先生や校長先生が発達障害のある子どもの受け入れに前向きで、「しっかり支援・指導します」といったメッセージを発してくれれば、安心して子どもを預けることができます。また、子どもと見学することで、園・学校側に子どもへの理解を深めてもらうこともできます。

子どもの意見を尊重する

園選び、学校選びで最も大切なことは、子どもの希望や意見を尊重するということです。見学に行った園や学校について、子どもがどう感じたかを聞き、親子でよく話し合いましょう。

子どもが行きたい園・学校と、親が行かせたい園・学校が異なる場合も少なくありません。入園後・入学後に子どもが困った場面に遭遇したとき、園や学校がどう対応してくれるか、いろいろなケースを想定したうえでじっくり考えましょう。そのうえで、最終的には、子ども本人が納得する園・学校を選択すべきです。

現実には、通ってみなければわからないことがたくさんあります。入園前・入学前にわかること、推測できることは限られています。納得して決めた園・学校であっても、通いはじめたあとに予想しなかった問題が起きたり、子どもにとって居心地のよい場ではないと気づいたりすることもあります。そのときは、転園・転校という選択肢も残されていると割り切りましょう。

用語解説

特別支援教育

障害のある子どもの自立や社会参加に向けた主体的な取り組みを支援するため、一人一人の教育的ニーズを把握し、生活や学習上の困難を改善するために適切な指導や支援を行います。

園選び、学校選びにあたっては、子どもと一緒に複数の園や学校を見学に行くことが大切です。園長先生や校長先生に直接会い、園や学校の方針を聞いたうえで、子どもが安心して過ごせる環境を選択します。親の考えより子どもの意見を尊重することも重要なポイントです。

園の先生に相談する

　就学先を決めるときは、いま通っている園の保育者や先生にアドバイスをもらうのも一案です。

　親は子どもを家庭のなかでしか見ていないため、集団生活の場でどのようにふるまっているのか、どんなつまずきがあるのか、わからないこともあります。

　就学した先の学校では、園よりも大きな集団に入ることになり、時間などの管理も厳しくなります。そうした環境で、子どもがなじんでいけるかどうか、園生活を間近で見ていた保育者や先生の意見が参考になるでしょう。

"通いやすさ"も重視する

　平日はほぼ毎日通う園・学校ですから、通いやすいかどうかも重要なポイントのひとつといえます。

　たとえば、特別支援教育に熱心な先生がいることで知られる園や学校であっても、家から遠く、交通機関を使い時間をかけて通わなければならないところはおすすめできません。通園・通学の負担が重くなると、本人が登園・登校がおっくうになる可能性があります。また、園や学校から連絡をもらったときに、親がすぐに駆けつけられないということも、デメリットといえるでしょう。

子どもの希望を尊重することが大切

子どもを連れて、複数の園・学校を見学し、雰囲気、子どもや先生のようすをみたり、教育方針・支援体制などを聞く

子どもに行きたいと思った園・学校を聞く

親が通わせたい園・学校よりも子どもが通いたい園・学校を優先させる

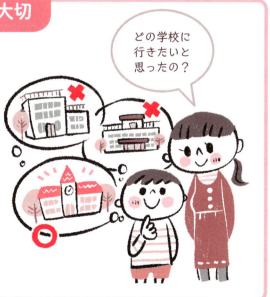

どの学校に行きたいと思ったの？

就学・進学

通常学級か特別支援学級か

ADHDの子どもの就学先

小学校の通常学級

担任教師が1クラス（40人まで。1年生に限り35人）に1名配置されていますが、教科などにより少人数指導や習熟度別指導を行っていたり、特別支援教育支援員（障害のある子どもの介助や学習支援を行うサポーター）が配置されている学校もあります。

特別支援学級

小学校内に併設されている学級で、1クラスが8人（標準人数）で編制され、障害のある子どもへの専門的指導が行える担任教師が複数配置されます。

知的発達の遅れがある児童などを対象に個別指導が行われます。

特別支援学級に在籍する場合と、通常学級に在籍しながら週1～8単位時間特別支援学級（通級指導教室）に通う場合（通級）があります。

特別支援学校

主に、知的発達に遅れがあり、社会生活への適応が著しく困難な子どもを対象に、学習面だけでなく、生活面においても特別な配慮を行い、専門性の高い教育を行う学校です。1クラスが6人（標準人数）で編制され、複数の専門的教育が行える担任教師が配置されます。地域の特別支援教育の中心的役割も担っています。

・用語解説・

通級による指導

通常学級に在籍しながら、週1～2日（1～8単位時間）、主にコミュニケーションのとり方などのソーシャルスキルや、学習理解の遅れを補ったりするために通級指導教室に通うしくみで、通級指導教室に通う日は、通常学級を欠席します。在籍している学校に通級指導教室がある場合は「自校通級」、ない場合は、他校の通級指導教室に通います（「他校通級」）。

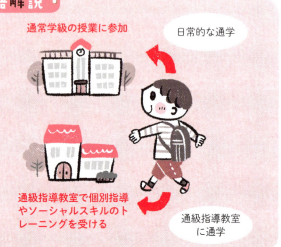

通常学級の授業に参加

日常的な通学

通級指導教室で個別指導やソーシャルスキルのトレーニングを受ける

通級指導教室に通学

ほかの併存症がなければ、基本的には通常学級で受け入れられます。ただし、通常学級においても個別の声かけや指導が必要です。副担任教師や特別支援教育支援員などの協力を得て、子どものつまずきに早く気づき、適切に支援・指導していくことが求められます。

通常学級で行われる支援

通常学級においても、ＡＤＨＤの子どもに対する特別な支援・指導は行われます。

- **担任教師による配慮指導**
  通常の授業などにおいて、発達障害のある子どもの特性を踏まえ、特別な配慮をする

- **チームティーチング**
  担任教師と副担任教師が連携しながら指導する

- **個別指導**
  学習面や生活面のつまずきを支援するために、必要な指導を個別に行う（補習など）

- **特別支援教育支援員のサポート**
  担任教師の補助的立場にある特別支援教育支援員が支援対象児について、生活面や学習面のサポートを行う

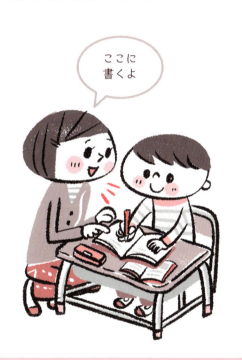

ここに書くよ

あとで転籍することも可能

ＡＤＨＤの子どもの場合、基本的には通常学級で学習・生活を行うことが可能です。
しかし、ほかの併存症があったり、行動特性に強いかたよりがみられ集団生活になじめないケースでは、通常学級の在籍にこだわらず、特別支援学級に受け入れてもらうほうが望ましい場合もあります。

通常学級に通いながら、子どものつまずきが思いのほか多く、本人にも負担になるといったケースでは、あとから通級に切りかえたり、特別支援学級に転籍したりすることも可能です。年度途中での編入は難しいかもしれませんが、年度がわりのタイミングに合わせて、転籍できるよう準備するとよいでしょう。
子どものようすをみて、本人の意見も聞いたうえで、転籍するかどうか検討します。

就学・進学
思春期以降の課題と支援

ADHDの子どもの思春期

　ADHDのある子どもの場合、そうでない子どもたちと比べて、心の発達の面で、未熟さがみられることが少なくありません。多くの子どもが親から距離をおくようになり、自立したがるようになっていくなかで、ADHDのある子どもは親に甘え、依存し続けている場合があります。そうしたようすを友だちがからかったりすることがあっても、本人は他人からどうみられるかということをあまり意識しないため、いわゆる"浮いた"存在になりがちです。

　しかし、そうした子どもたちもいずれ自我が芽生え、自立しようとしますから、親や先生が過度に心配する必要はありません。「素直で子どもらしい時期がほかの子よりもやや長いだけ」ととらえて、ありのままを受け止めてあげるようにしましょう。

学校生活での課題

　小学生から中学生になるときがひとつの節目になります。

　中学校では、小学校のように一人の担任教師がずっと見守るのではなく、教科ごとに担任教師がかわります。いろいろな先生と接する機会が増えるのと同時に、一人の先生にじっくり向き合ってもらう機会がなくなってくるのです。そうした環境下では、特性をよく理解してくれる一人の先生に、全面的に指導・支援を期待することが難しくなるといえます。

　一方で、多くの先生と接する機会があることで、自分のことをより深く理解してくれる先生や、ウマの合う先生との出会いも増える可能性があります。自分を好意的にとらえ、長所を認めて伸ばそうとしてくれる先生を見つけることが望まれます。

学習面の課題

　中学生になると、全般的に授業が難しくなるだけでなく、提出物の管理や試験に向けた学習計画の管理なども必要になってきます。"管理"が苦手なADHDの子どもにとっては相当な負担となるでしょう。

　多くの親は、「もう中学生になったのだから、一人でできるようにならなくては」と思うかもしれません。しかし、支援の手を全面的に引いてしまうことはしないようにします。

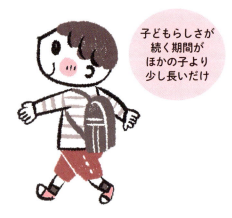

子どもらしさが続く期間がほかの子より少し長いだけ

自我が形成されるとともに、他人との人間関係が複雑化してくる思春期になると、それまでとは違ったつまずきが生じるようになります。本人の「自立したい」という気持ちを尊重しつつも、支援の手を緩めすぎないことが大切になります。

提出課題の管理に親も協力する

中学校の提出課題は、指示を出されてから提出日までの期間が長いことが多く忘れてしまいがちです。提出課題があることを親も把握しておき、家庭でたびたび声をかけながら、進捗状況を確認するようにしましょう。

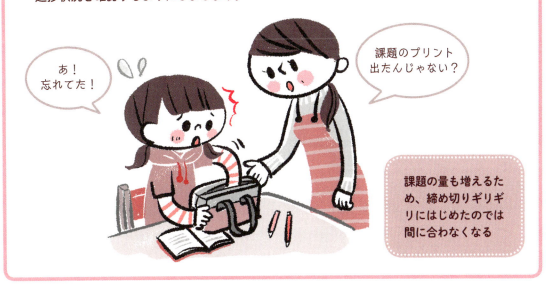

あ！忘れてた！

課題のプリント出たんじゃない？

課題の量も増えるため、締め切りギリギリにはじめたのでは間に合わなくなる

人間関係における課題

ＡＤＨＤの子どものなかには、人と合わせることが苦手だったり、場の雰囲気を読めずに不適切な言動をしてしまったりする子がいます。そのため、仲間の一員として溶け込むことが難しく、グループ活動や班活動などで孤立してしまうケースもあります。グループを組むときに、最後まで入るグループが決まらずに、いつも残ってしまう子もいます。

こうした経験が度重なると、本人も「自分は受け入れてもらえない」という疎外感を覚え、自信を失い、自尊感情を損ねることになります。このような事態を避けるために、好きな者どうしではなく、席の近い人と組ませるなど、先生が一定の配慮をする必要があります。

また、親しい友だちができないことで悩むケースも出てくるでしょう。ただし、無理に親友をつくろうとすることはありません。本人がそういう相手を見つけられずに悩んでいるようなときは、先生が寛容な子どもに声をかけて協力を求めましょう。

就学・進学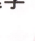

子ども主体の進路選択を

適性を見極めることが大切

　中学校や高校で行われる職業や大学・学部に関するキャリアガイダンス、職業体験などを通して、いろいろな職業の人の話を聞いたり、実際に仕事に携わる体験をしたりすることで、職業理解が深まり、自分の進みたい方向性も定まっていくでしょう。

　しかし、ＡＤＨＤのある子どもの場合、自分の適性を客観的にとらえることができずに、他人から見ると"不向き"と思えるような職業をめざしてしまうといった場合もあります。

　得意なことと不得意なことに関する自己理解が十分深まっていない段階で、"あこがれ"の気持ちだけで進路選択をしないよう、親や先生も見守る必要があります。

大学進学に向けて

　子どもが大学で学びたいことが決まっていて、その学びが将来の職業につながるというビジョンがあるなら、大学進学も選択肢のひとつとなります。

　最近は、発達障害のある学生に対する支援体制を整えている大学も増えており、前もって医師の診断書などを提出して受験上の配慮申請を行うと、受験時に一定の配慮をしてもらえる場合もあります。

うまくいきやすい職業と苦手な職業

　ＡＤＨＤの特性を踏まえると、うまくいきやすい職業と苦手なことが多い職業があると考えられます。

　ＡＤＨＤのある人のなかには、独特の感性をもっていて、ひらめきやアイデアが豊かで、斬新な企画を思いつくことに長けている人もいます。

　また、精力的に外回りをする営業職や、関心の高いことに没頭し続ける研究、芸術や音楽関係の職業などは向いているといえるでしょう。

　一方、うっかりミスや見落とし、忘れっぽさが目立つ人の場合は、注意力を要する運転業務や検査業務はあまり向かないでしょう。工場のライン作業などのように、単調な作業を長時間続ける仕事も負担が大きくなる可能性があります。また、職種だけでなく、社風や職場の雰囲気などによっても、向き不向きが生じます。

　たとえば、時間や規則に厳しい職場は、ＡＤＨＤの人にはあまり向かない傾向があります。勤務時間や規則の自由度が高く、臨機応変に直行直帰ができたり、ある程度本人の裁量に任せて仕事をさせてもらえたりする職場のほうが向いているといえます。

　実際に仕事を決めるときは、職場を見学し、上司の人と話をしてＡＤＨＤに対する理解があるかどうかを確認することが大切です。

中学校卒業後は、高校・大学への進学や就職といった進路選択が迫られます。進学か就職か、就職の場合はどのような職業がよいのかといった人生設計をしていかなければなりません。本人の適性を踏まえる必要はありますが、あくまで本人主体の形で進路を選ぶことが求められます。

ADHDの人の適職とは

不注意、多動性、衝動性などの特性は一人一人現れ方が異なるため、一概にどういう職業が向いているとは決められません。一般的な視点に立てば、独特の感性やひらめき、行動力、機敏性が求められる仕事が向き、注意力を必要とし、長時間集中し続けなければならない仕事、単調な作業のくり返しなどはあまり向いていないといえます。

うまくいきやすい仕事
- 外回りの多い営業　●接客業
- スポーツ選手　●研究職
- 出版　●映像製作　●ゲーム制作
- 起業家　●芸能　●芸術関係　など

苦手なことが多い仕事
- 工場ラインなどの単純作業
- デスクワーク全般（事務、経理など）
- 運転業務（高い安全性が求められる）
- 検査業務　など

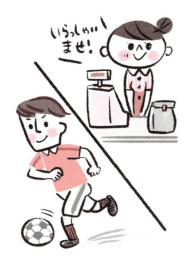
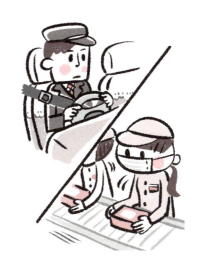

規則や管理が厳しすぎない職場、時間の融通が利く職場がうまくいきやすい。職場の雰囲気も重要な選択のポイントになる

5章 将来へ向けたサポートと準備

自立 — 大人になってからの課題

大人になってからぶつかる壁

ADHDの特性そのものは、子どものときも、大人になってからも基本的にはあまりかわりません。しかし、子どものときは大目にみられていたことが、社会に出ると許容されにくくなるといえます。

身近にADHDを理解してくれる人がいれば救われますが、親や先生のもとから離れ、社会に出ると、途端に支援者がいなくなってしまうケースも少なくありません。

そうしたなかで、「できて当然のことができない」「自分を抑制できない」といった問題が大きなつまずきにつながる可能性があるのです。たとえば、会社で役割や責任を担いながら、うっかりミスや衝動的な行動のために信用や評価を落としてしまうこともあるでしょう。家庭では、家族からの信頼を失い、不仲になってしまうおそれもあります。

こうした結果、離職や転職、別居や離婚などをくり返したり、過度なストレスから精神的な障害へと発展したりするケースもあります。

大人のADHDチェックリスト

大人のADHD（ADD）の診断にもDSMの診断基準（58ページ参照）を用いますが、子どもを対象とした内容のため以下のような大人用のチェックリストを同時に用いることがあります。

下記の27問のうち、40％以上（11問以上）が当てはまるなら、ADDの可能性が高いといえる。

① しばしばいったんはじめた作業を終わらせることができない
② しばしば人の言うことを聞いていないようにみえる
③ すぐに気が散る
④ 注意を維持する必要がある仕事に集中できない
⑤ 気乗りのしない仕事を続けることができない
⑥ しばしば考えずに行動する
⑦ 次から次へとやることをかえる
⑧ 仕事や作業を順序立ててできない。あるいは、スケジュールを立てないとうまくできない
⑨ 秩序だった環境だとうまくいく
⑩ しばしば会話をさえぎって話し出す
⑪ 団体行動をするときに自分の番が待てない
⑫ 短気
⑬ いつも動き回っており、静かにしていると居眠りしてしまう
⑭ 静かに座っていられない。あるいはいつもそわそわしている
⑮ 座席に座ったままでいることが困難
⑯ 睡眠中動き回る
⑰ いつもなにかをやっている
⑱ 2つ以上のことを同時にやっている
⑲ 拒絶やいじめ、批判あるいは挫折に敏感である
⑳ 気分が急にかわる（しかし、理由なしではない）
㉑ すぐにかっとなるが、すぐに冷める（人に悪意をいだくわけではない）
㉒ 興奮したあとに、暗くなる
㉓ なぐさめたり、なぐさめられたりすることが困難
㉔ テレビ、ラジオや扇風機をかけながら作業すると、落ち着いて集中できる
㉕ 他人をよく批判する
㉖ 独演傾向がある
㉗ こうしろと言われるより、質問されたときのほうがうまく反応できる

(L. Weiss, Attention Deficit Disorder in Adult, Taylor Publishing Company, Dallas. 1997)

ＡＤＨＤの特性は大人になっても基本的にはかわりません。最近の海外の研究では、子どものときに診断される人よりも、大人になってからＡＤＨＤとわかる人のほうが多いという報告もあります。つまり、社会に出てからはじめて壁にぶつかるケースも少なくないのです。

大人に生じやすい問題

大人のＡＤＨＤの人には、次のような問題が生じやすいといえます。

職場で起こりうる問題

- **約束や期限を忘れる**
  取引先の人との打ち合わせを忘れたり、重要書類の提出が間に合わなかったりする
- **物の管理が苦手**
  机周りやロッカーなどが乱雑に散らかり、必要な物を取り出すのに時間がかかる。物をなくす
- **先延ばしにする**
  気の乗らない仕事を先延ばしにする傾向があり、同僚などに迷惑をかけてしまう
- **しゃべりすぎる**
  思いついたことを黙っていることができず、相手をさえぎって話してしまう
- **飽きっぽい**
  気が散りやすく、集中して取り組めず、やりかけのまま次の作業に移ったりする
- **過集中がある**
  関心の高いことには没頭しやすく、残業や徹夜をしてでものめり込んでしまう

家庭で起こりうる問題

- **家事ができない**
  段取りが悪く、掃除や洗濯などを手際よくこなしていくことができない
- **整理整頓が苦手**
  片づけが苦手で、家のあちこちが散らかったままになる。物もなくなりやすい
- **支払いを忘れる**
  忘れやすさのため、公共料金や家賃などの支払いがたびたび遅れる
- **金銭管理が苦手**
  手元にある現金を衝動買いに使ってしまったりクレジットカードで借金をしやすい
- **衝突しやすい**
  家族と言い合いになり、カッとなって離婚や別居など重大な決断をしてしまう
- **依存しやすい**
  ネットやゲーム、アルコール、買い物などに依存しやすい

合併症から気づかれることも

大人の場合、社会に出てからさまざまな課題に悩まされ、周囲の人との軋轢も生じやすくなるため、ストレスを抱えやすくなります。その状態が長年続くことにより、精神的に不安定になりやすく、不安障害やうつ病などの合併症を引き起こしているケースが少なくありません。

自分がＡＤＨＤだということに気づかないまま大人になり、不安障害やうつ病の症状を訴えて病院を受診し、詳しく診断してもらった結果、その背後にＡＤＨＤが隠れていたということもあります。

5章 将来へ向けたサポートと準備

自立

大人になってからの支援の受け方

大人になっても支援は必要

ADHDの子どもが成長していく過程で、ソーシャルスキルを身につけ、工夫をして自立した生活を送ったとしても、やはり、なんらかの支援は必要です。

しかし、ADHDの人の場合、長年批判や叱責を受け続けてきて、「自分はどうせだれからも信用されていない」「期待されていない」と自己否定的な気持ちになっているケースが少なくありません。

大人になるにつれ、親や先生などと距離をおくようになると、適切な支援が受けられなくなり、苦い思いをしたり、悩んだりしたまま、周りから孤立してしまうことがあります。

そうならないためには、職場や友人関係での、信頼のおける新たな支援者を見つけることが必要だといえます。

ADHDに適した支援者とは

支援者としてふさわしい人は、ADHDの特性を正しく理解し、ときどき会話が成立しなくなったり、約束をすっぽかしたりされても寛容に受け止めてくれるような人です。子どものころから長くつきあっている友人などがいれば適任者といえるでしょう。

しかし、そうした友人に日ごろの悩みを打ち明けることはできても、職場で助けてもらうことはできません。職場で支援をしてもらえるのは、やはり同じ職場の上司や同僚になります。周りで自分のことを肯定的に見てくれる人、困ったときに親切に声をかけてくれる人を見つけて、"理解者"になってもらうとよいでしょう。

たとえば、時間管理が苦手なことを伝えて、会議の時間などを前もって知らせてもらったり、苦手な事務作業を手伝ってもら

身近な支援者と距離が生じる

ADHDの人は、大人になってもさまざまな場面で支援が必要ですが、社会に出ると、これまで支えてくれた親や先生と距離が生じるようになり、支援を受けにくくなります。新たな環境で、自分の特性を理解し、肯定的に接してくれる支援者が必要になります。

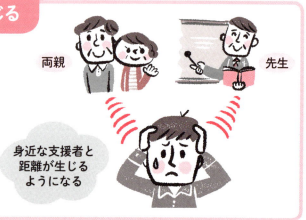

両親　先生

身近な支援者と距離が生じるようになる

ADHDのある人が社会生活をスムーズに送っていくためには、大人になっても支援を受ける必要があります。しかし、子どものころから拒絶されてきた人は周囲に支援を求めにくい傾向があります。対等のパートナーとしてつきあえる人に支援者となってもらうとよいでしょう。

ADHDに適した支援者

持ちつ持たれつの関係になれる人

自分の苦手な分野をフォローしてもらえる一方で、自分も相手の不得意なことを請け負ってあげられるような関係性になれる人

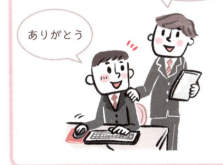

長所を評価してくれる人

欠点や失敗には寛容で、長所や能力を正当に認めてくれる人

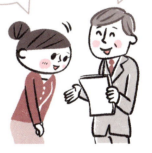

ったりするとよいでしょう。こちらからお願いするばかりでなく、相手の不得意なことがあれば引き受けます。

▶ 理解のある上司を味方に

職場でうまくやっていくには、上司の存在が大きく影響します。ADHDに対する理解がどれだけあるか、本人の能力や長所を正当に認めてくれるか、本人の短所や失敗に対して寛容かといったことがポイントになります。

規則に厳しく、融通が利きにくい上司とは、ウマが合わないかもしれません。ADHDの特性を肯定的に受け止め、得意な分野で活躍できるようなサポートをしてくれる上司を味方につけることが望まれます。

職種や職場によっては、規則を遵守することが優先され、時間をかけて地道な作業をこなすことが評価され、ひらめきやアイデアで成果をあげるようなやり方が認められにくいこともあります。

どうしても居心地の悪い職場であれば、別の環境を探すこともひとつの選択肢といえます。

自立 自分らしく生きるために

◦ 自分に自信をもつ

自分のできることや得意なことを見つけ、自信をつけることが第一です。自分で見つけられなければ、身近な家族や友人などに聞いて、そのできることを生かせる場を職場や家庭などで見つけましょう。

一方、自分が苦手なこと、自信がないことについても認識し、できないことは素直に周囲の人に手伝ってもらったり、肩代わりしてもらったりしましょう。ふだんから得意分野で周囲に貢献していれば、引け目を感じることなく、苦手なことを引き受けてもらいやすいといえます。

また、ＡＤＨＤの特性によるつまずきをカバーするために、自ら環境整備に努めることも重要です。

苦手をカバーする工夫の例

紛失物を減らす

物の定位置を決め、そこからできるだけ移動させないようにする

● バッグの中身を入れっぱなしにしておく

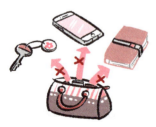

● 物を１カ所に固定し、その場所でしか使えないようにする

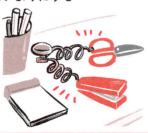

不要な刺激を減らす

仕事や作業に集中するために、じゃまになる刺激を減らす工夫をする

● 外の景色や日差しをさえぎるため窓に目隠しをする

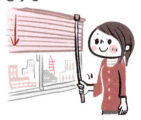

● 仕事中はパソコン画面を消しておく

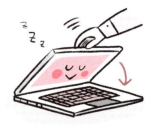

できないことや苦手なことに注目して自分を否定するのではなく、できること、得意なことを見つけて自信につなげることが大切です。他人と比較するのではなく、自分の個性や能力を生かして、自分に合った生き方を追求しましょう。

過集中を抑制する工夫を

ＡＤＨＤの人は過集中になりやすく、ひとつのことにのめり込むと周りが見えなくなってしまう傾向があります。

たとえば、仕事で「ここまではやらなければ」と完璧さを追求するあまり、昼夜を問わず仕事に熱中してしまうケースもあります。自分が"のめり込みやすい"性格であることを自覚したうえで、ほどほどのところでやめる、適度に手を抜くことを実践するよう心がけましょう。

それが自分でできないときは、家族や友人に、がんばりすぎないよう声をかけてもらえるようサポートをお願いしておくとよいでしょう。

完璧を求めすぎない

ＡＤＨＤのある人は、完璧を求めていろいろなことを背負い込み、パンクしやすい傾向があります。全部自分でやろうとせずに、周りの人に手伝ってもらうことを心がけます。

苦手なことに長時間かけて取り組み、その結果、あまり成果が得られないという状況に陥ったとき、かえって大きなストレスにさいなまれます。だれにでも得意不得意はあります。自分の個性や能力が生かせる分野で活躍すればよいのであり、苦手な部分は、そこを得意としている人や専門職に任せるといった割り切った考え方を、自分だけでなく、職場の人や家族などにも理解してもらうようにしましょう。

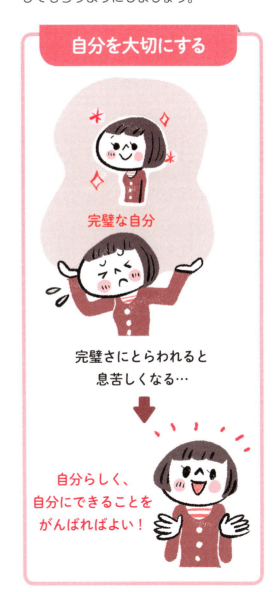

自分を大切にする

完璧な自分

完璧さにとらわれると息苦しくなる…

自分らしく、自分にできることをがんばればよい！

●著者
榊原洋一（さかきはら・よういち）

1951年東京都生まれ。東京大学医学部卒業。東京大学医学部講師、東京大学医学部附属病院小児科医長、お茶の水女子大学理事・副学長を経て、現在、お茶の水女子大学名誉教授。医学博士。発達神経学、神経生化学を専門とし、長年、発達障害児の医療に携わる。著書に『アスペルガー症候群と学習障害』『ササッとわかる最新「ADHD」対処法』（ともに講談社）、『図解よくわかる自閉症』『図解よくわかるADHD』『図解よくわかる発達障害の子どもたち』『最新図解発達障害の子どもたちをサポートする本』（すべてナツメ社）などがある。

●本文デザイン　八木静香
●本文DTP　有限会社ゼスト
●執筆協力　石原順子
●イラスト　常永美弥　中小路ムツヨ　やまざきかおり
●校正　株式会社鷗来堂
●編集協力　本庄奈美（株式会社スリーシーズン）
●編集担当　澤幡明子（ナツメ出版企画株式会社）

ナツメ社Webサイト
https://www.natsume.co.jp
書籍の最新情報（正誤情報を含む）はナツメ社Webサイトをご覧ください。

本書に関するお問い合わせは、書名・発行日・該当ページを明記の上、下記のいずれかの方法にてお送りください。電話でのお問い合わせはお受けしておりません。
・ナツメ社 web サイトの問い合わせフォーム
　https://www.natsume.co.jp/contact
・FAX（03-3291-1305）
・郵送（下記、ナツメ出版企画株式会社宛て）
なお、回答までに日にちをいただく場合があります。正誤のお問い合わせ以外の書籍内容に関する解説・個別の相談は行っておりません。あらかじめご了承ください。

最新図解 ADHDの子どもたちをサポートする本

2019年3月5日　初版発行
2025年3月20日　第14刷発行

著　者　榊原洋一
発行者　田村正隆

©Sakakihara Youichi, 2019

発行所　株式会社ナツメ社
東京都千代田区神田神保町1-52ナツメ社ビル1F（〒101-0051）
電話　03（3291）1257（代表）　FAX　03（3291）5761
振替　00130-1-58661
制　作　ナツメ出版企画株式会社
東京都千代田区神田神保町1-52ナツメ社ビル3F（〒101-0051）
電話　03（3295）3921（代表）
印刷所　TOPPANクロレ株式会社

ISBN978-4-8163-6613-0

Printed in Japan

〈定価はカバーに表示してあります〉〈落丁・乱丁本はお取り替えします〉

本書の一部または全部を、著作権法で定められている範囲を超え、ナツメ出版企画株式会社に無断で複写、複製、転載、データファイル化することを禁じます。